구강보건교육매체디자인

Oral Health Education Media Design

강경화, 권현숙 지음

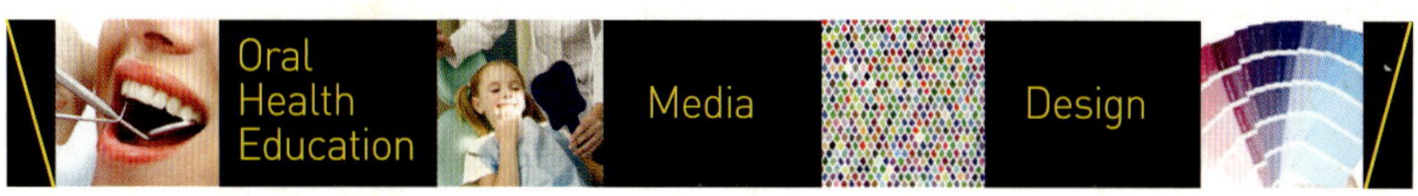

군자출판사

구강보건교육매체디자인
Oral Health Education Media Design

첫째판 1쇄 인쇄 | 2013년 3월 5일
첫째판 1쇄 발행 | 2013년 3월 15일
첫째판 2쇄 발행 | 2018년 2월 13일

지 은 이 강경화, 권현숙
발 행 인 장주연
표 지 김명애
발 행 처 군자출판사(주)
등록 제 4-139호(1991. 6. 24)
본사 (10881) **파주출판단지** 경기도 파주시 회동길 338(서패동 474-1)
전화 (031)943-1888 팩스 (031)955-9545

www.koonja.co.kr

*파본은 교환하여 드립니다.
*검인은 저자와의 합의로 생략합니다.

ISBN 978-89-6278-692-7

정가 20,000원

PREFACE 머리말

구강보건교육매체디자인 책은 치위생(학)과 교과목 구강보건 교육학 중 구강보건교육매체 제작실습을 위한 기초적인 디자인 이론 지침과 색채 실습을 위한 교재이다.

지역사회 및 보건소, 유치원과 학교, 각 시설이나 병원 등 실습 현장에서 매체제작 시 필요한 기술과 지식 습득을 위해 디자인, 색채 교육, 배색교육 및 매체 실습자료 등을 참고로 하여 교육하고 제작해 봄으로써 교육현장이나, 임상현장에서의 어려움을 조금이나마 해소하고자 한다.

치위생 교육에 있어서 디자인과 색채교육은 생소한 느낌이 있긴 하나 구강보건 매체물 제작 시 명시성이나 주목성을 강조할 수 있는 시각적 능력을 습득한다면 매체교육 전달 시 몇 배의 효과를 발휘할 수 있을 것이다.

교재에서는 크게 디자인, 색채, 구강보건교육매체제작물로 나누고 있다.

디자인에서는 디자인의 개념과 어원, 디자인 조건, 디자인의 기능, 디자인의 종류 등을 살펴보고 색채편에서는 색의 3속성과 기본적인 색채 실습과 색의 조화에 대해 알아보고자 한다. 구강보건교육매체제작물은 수년간의 교육현장에서 직접 실습한 자료들을 참고자료로 실어 보았다. 모쪼록 현장 실습에 도움이 많이 되는 효율적인 지침서가 되었으면 하는 바램이다.

끝으로 구강보건매체디자인 실습서가 나올 수 있게 도와주신 관계자 여러분께 감사의 인사를 드린다.

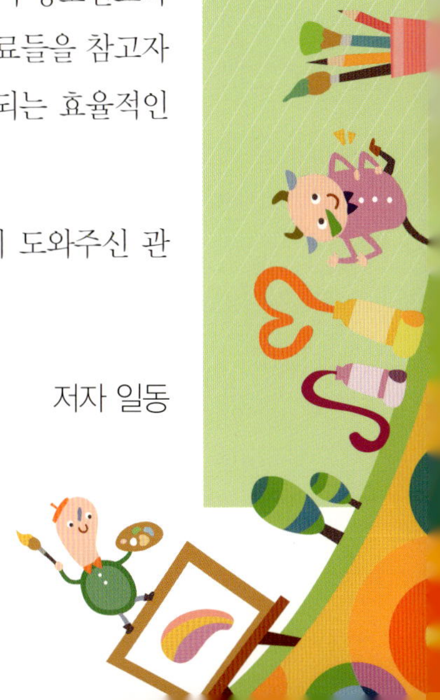

저자 일동

CONTENTS 목 차

PART 01 디자인

PART 02 색채

PART 03 구강보건교육매체제작물

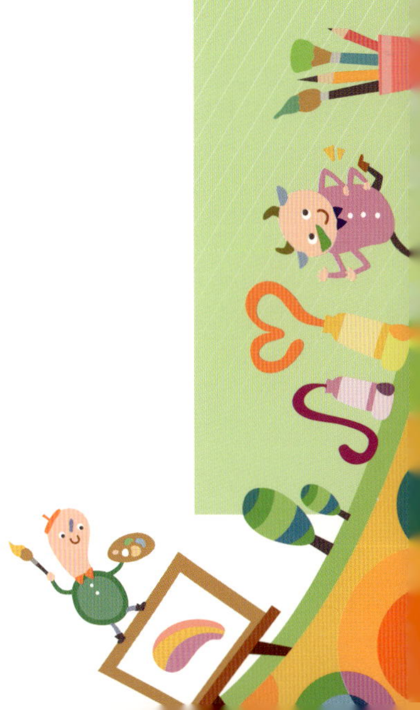

PART 01

디자인

넓은 의미로의 디자인은 심적 계획(a mental plan)을 말하는 것으로 우리의 정신 속에서 싹이 터서 실현으로 이끄는 계획 및 설계를 의미한다.

좁은 의미로는, 보다 사용하기 쉽고 안전하며, 아름답고 쾌적한 생활 환경을 창조하는 조형 행위이며, 미술에 있어서의 계획(a plan in art)으로 특히 회화 제작에 있어서의 예비적인 스케치류를 의미하기도 한다.

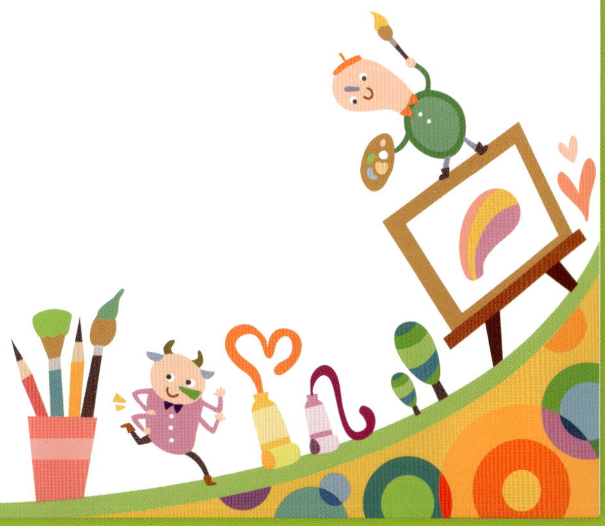

1. 디자인의 개념

넓은 의미로의 디자인은 심적 계획(a mental plan)을 말하는 것으로, 우리의 정신 속에서 싹이 터서 실현으로 이끄는 계획 및 설계를 의미한다.

좁은 의미로는, 보다 사용하기 쉽고 안전하며, 아름답고 쾌적한 생활 환경을 창조하는 조형 행위이며, 미술에 있어서의 계획(a plan in art)으로 특히 회화 제작에 있어서의 예비적인 스케치류를 의미하기도 한다.

사전적 의미로서의 디자인을 살펴본다면 명사로서의 디자인은 이탈리아어의 disegno와 프랑스어의 dessin에서 볼 수 있는 것처럼 '계획'이라는 의미로 쓰인다. 그러나 이런 의미는 단지 사전적 의미일 수 있으며, 디자인을 이해하는데 있어서 큰 도움을 주지 않는다.

우선, 디자인은 모든 사람의 일상이다. 우리는 디자인 속에서 살고 그 속에서 먹으며 그 속에서 기도하고 행동한다. 왜냐하면 디자인은 우리의 생활이나 환경의 일부분이거나 또는 환경자체이기 때문이다.

두 번째로 디자인은 생활의 예술이다. 디자인만큼 생활과 밀접한 연관을 가진 예술은 없다고 할 만큼 우리의 주변은 모두 디자인의 산물로 이루어져 있으며, 인간의 생활 그 자체가 디자인의 영역이다. 디자인은 우리의 생활 속에서 우리의 다양한 경험의 바탕 위에 다양한 표현을 뒷받침하는 공감대 속에서 꽃피는 예술의 한 형태이다.

세 번째로 디자인은 사회적 과정이다. 디자인은 가장 기능적이고 합리적이며 우리의 실제 생활을 윤택하게 해주는 예술의 한 형태로서 우리에게 쓸모있는 물건이란 어떤 것인가, 어떤 모양으로 할 것인가, 그리고 그 디자인의 산물이 어떤 사회적 기능을 가질 것인가를 탐구하는 예술창조의 행위이다. 따라서 디자인은 하나의 사회적 과정이다.

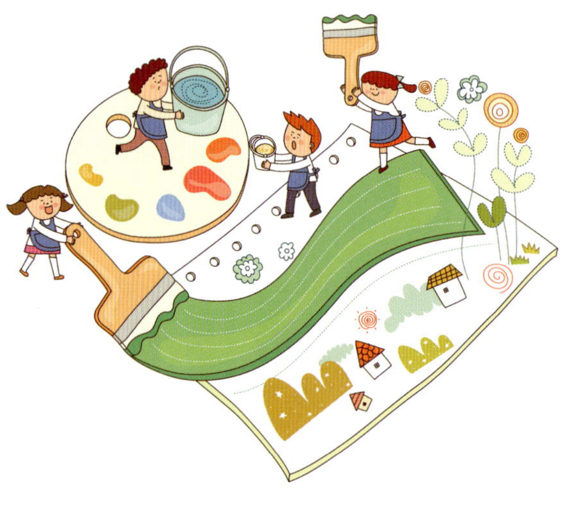

네 번째로 디자인은 커뮤니케이션의 수단이다. 즉 디자인은 생활 속에서 태어나 성장하고 사회적 기능이 강조되면서 커뮤니케이션의 중요 수단으로 인식되고 있다. 그러므로 디자인이라고 할 때는 사회 속에서 생활을 영위하는데 필요한 커뮤니케이션의 수단이라는 응용적 성격이 강조되고 있음을 알 수 있다.

다섯 번째, 디자인은 모든 사물과 여러 가지 시스템에 관계한다. 디자인은 인간의 욕구를 충족시키기 위한 수단이다. 그러므로 모든 방면에서 인간의 필요를 알아내는 방법과 그것들을 연결하는 방법, 그리고 어떤 경우에는 그것들을 자극하는 방법 등에 관계한다. 따라서 디자인은 지상, 해상, 그리고 하늘을 통해 우리를 수송하는 방법들도 취급하며, 인간과 세계를 보다 폭 넓게 발견하는 데 사용되는 기구들도 포함한다. 또 언어나 문자, 그리고 도판에 의해 이루어지는 인간의 여러 가지 커뮤니케이션의 수단들도 다룬다.

여섯 번째, 디자인은 항상 어떤 가능성을 전제로 시작된다. 디자인은 미지의 세계로부터 새로운 가치를 추구하는 것이다. 디자인은 생산자에 대한, 소비자에 대한, 환경에 대한, 사회에 대한, 문화에 대한, 디자인 자체에 대한 것 이외에도 여러 가지 다른 세계를 나타내고 있으며, 그 모든 것은 가능한 세계로부터 출발한다.

마지막으로 디자인은 고도로 복잡하고 세련된 숙련이다. 디자인은 신비한 능력이 아니라 대부분 스스로 익혀야 하고 실습해야 하는 하나의 숙련이다. 때문에 디자인을 배우는 것은 언어를 배우는 것과 같다.

이렇듯, 인간의 의식적인 노력으로 디자인이 형성된다는 것을 알 수 있으며 디자인은 추상적인 것이 아니라 실체가 있는, 구체화 된 것이라는 것을 알 수 있다.

인간의 생활이란 바로 의미 있는 것을 실체화하기 위해서 의도적으로 노력해 온 것이고 또한 그것이 바로 문명이라 할 수 있다.

따라서 디자인의 생활과 문명과 깊게 관련되어 있다고 말할 수 있다.

즉, 디자인은 인간의 생활과는 떨어져서 절대로 말할 수 없다는 것이다. 또한 일상생활에 관계하는 모든 물건, 즉 작은 핀에서부터 시작해서 큰 기계나 자동차, 비행기, 심지어는 환경의 창조도 관련되는 것이 디자인이다. 또한 인간은 항상 변화하며 개방적인 존재이기 때문에 디자인 역시 고정된 개념이 아니라 유동적인 개념으로 볼 필요가 있다.

2. 디자인의 어원

디자인이란 단어는 라틴어의 Designare(데지그나레)에서 발생한 것으로 표시를 한다, 계획을 기호로 명시한다라는 어원을 갖고 있다. 이것은 물건을 만들기 전에 여러 가지로 생각하고 연구하는 것을 의미하고 있다.

단어적 의미로는 어떠한 행동의 계획을 발전시켜 나가는 프로세스(Process) Plan 또는 설계라는 것으로 사용된다.

3. 디자인의 조건

(1) 합목적성

여기서 목적은 실용상의 목적을 가리킨다. 이것이 실용성과 효율성이다. 객관적이며 합리적으로 얻어진다. 과학적 기초 위에 세부적인 부분까지 성립된다.

(2) 심미성

심미성은 합목적성과는 반대로 개인이 주관적으로 아름답다는 느낌, 즉 미의식을 뜻한다. 따라서 개인차는 물론 시대, 국가, 민족에 따라 공통의 미의식이 있다. 미의식은 시대성, 국제성, 민족성, 사회성, 개성 등이 복합되어 나타난다. 또한 유행과도 밀접한 관련이 있다.

(3) 경제성

최소의 재료와 노력에 의해 최대의 효과를 얻으려는 것이다. 적은 비용으로 좋은 디자인을 만들려면 재료, 조립, 가공 등 전 분야에 걸친 철저한 계획이 있어야 한다.

(4) 독창성

차별화, 주목성이 높도록 창조적인 디자인을 해야 얻을 수 있다. 전체가 완전히 다르지 않아도 즉 부분수정이나 변경을 뜻하는 재디자인(Re-design)도 창조에 속한다. 그러나 독창성만을 강조하여 대중성이나 기능을 무시해서는 안 된다. 평범하게 보이는 것에 새로운 창조와 수준 높은 독창성이 숨어 있을 수도 있다.

(5) 질서성

질서성은 앞의 네 가지 조건, 즉 합목적성, 심미성, 경제성, 독창성이 서로 조화 있게 유지되는 것을 말한다. 각 원리에서 가리키는 모든 조건을 하나의 통일체로 하는 것은 질서를 유지하고 조직을 세우는 것으로 이것은 디자인에 있어서 매우 중요하고 필요하다. '디자인은 질서(Order)이다'라고 하는 것도 이 때문이다.

4. 디자인의 가치

디자인의 가치를 어떻게 따질 수 있을까. 디자인의 가치를 어떤 기준으로 따져야 할 것인지에 대해서는 한 가지 결론이 나지 않을 수 있다. 시간적, 공간적, 또 다수와 소수의 선택사이에서 디자인의 가치를 따져보아야 할지로 모른다. 그렇다면, 가장 쉽게 따질 수 있는 효용의 가치로 디자인을 살펴보자. 즉 경제와 기업부분에서의 가치로 말이다. 실제로 현대는 디자인의 세계라 한다.

21세기를 주도할 대표산업으로 디자인이 꼽히고 있다.

2000년대에는 생산량이나 마케팅이 아니라 디자인산업이 제일 중요하게 대두된다는 것이다. 이렇게 중요하게 여겨지는 산업으로서의 디자인의 가치에도 적용되는 한 가지 법칙이 있다. 즉 전통이 없는 디자인은 고유한 문화적 주체성을 갖지 못하고 혁신적이지 않은 디자인은 시대에 뒤떨어질 수 밖에 없다는 것이다.

모든 디자인은 시대와 지역과 사회 환경의 가치기준에 의해 파생된 인위적인 산물이며 끊임없는 변화와 개선의 결과로 이루어졌다고 말할 수 있다.

5. 디자인의 구성원리

(1) 조화

둘 이상의 요소들이 서로 결합하여 부분적 혹은 전체적으로 질서를 이루며 서로의 공감대를 형성한다.

1) 유사조화

서로 비슷하거나 같은 특성을 가진 요소들의 조화는 안정감, 단순함, 명쾌함을 준다.

2) 대비조화

서로 다른 특성을 가진 요소들이 모여 조화를 이룬 것으로 긴장감, 강열함, 극적인 효과를 준다.

(2) 균형

일반적으로 가장 안정된 구성원리이다.

1) 대칭

상하좌우 방향으로 같은 형태가 마주보고 있는 형태로 가장 안정적인 구성(선, 방사, 이동, 확대)

2) 비대칭

형태적으로는 불균형을 이루고 있지만 구성 요소들이 시각적으로 일정한 형식을 유지하고 있는 것처럼 보여져 안정감과 균형감을 느끼게 하는 대칭

(3) 변화

통일의 영역을 침범하지 않는 한도 내에서 이루어져야 변화의 가치를 얻을 수 있다.

1) 비례

사물의 상대적인 크기로서 비교되는 균형성을 갖는다. 일정한 형태의 반복이나 단순한 균형과는 다르게 질서의 변화와 미적인 즐거움을 가져다 준다(황금비, 인체비례, 피보나치수열).

*이상적인 비례 : 황금분할(1 : 1.618)

2) 변형

여러 가지 형태의 느낌을 더욱 강하게 표현하기 위해 사물의 특성을 간결하게 변형하여 나타내는 것이다.

(4) 율동

같거나 비슷한 요소들이 일정한 규칙으로 반복되거나 일정한 변화를 주어 시각적으로 동적인 느낌을 갖게 하는 요소이다.

1) 반복

동일한 요소들을 반복하여 동적인 느낌과 율동감을 나타낸다. 반복이 지나치면 지루함을 주지만 균형성을 유지하는 반복효과는 안정감을 준다.

2) 점이

어떤 형태가 일정한 비율로 점진적으로 커지거나, 작아지는 변화를 갖는 것으로 반복의 경우보다 율동적이며 강한 느낌을 준다.

3) 동세

운동, 변화, 동작, 이동을 말한다. 인물이나 동물의 움직임을 표현하기 위해 색채, 형태 등을 이용해 외적으로 나타내는 것이다.

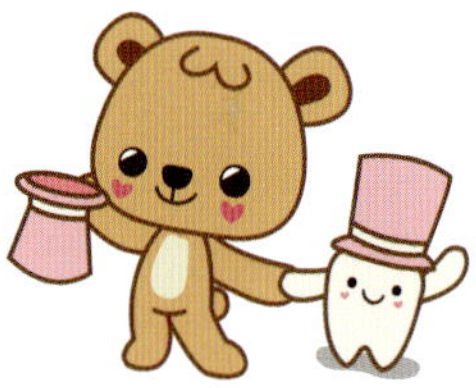

(5) 강조

어느 한 특정한 부분에 변화를 주어 시각적인 집중성을 갖게 하거나 강한 인상을 부여한다.

디자인 구성원리 실습

디자인 구성원리 실습

6. 디자인의 기능

첫 번째로, 사람들이 자신의 다양한 욕구를 가지고 있다는 것을 이해해야 한다. 디자인은 사람들의 예술적인 욕구와 실용적인 욕구를 함께 만족시킨다. 이러한 기능을 잘 수행하기 위하여 디자인은 혁신적이고 고도로 창조적이어야 하며 또한 여러 분야의 특성을 포괄하는 것이어야 한다.

디자인에는 많은 요소가 있겠지만, 그 중 아주 큰 요인 중의 하나가 색상이다. 잘 살펴보면 디자인은 색상을 이용하여 사람들의 정서에 많은 영향을 끼치고 있는 것을 알 수 있다.

또 하나, 디자인은 인간의 생활을 변화시킨다. 디자인은 인간의 환경을 바꾸고 또한 인간이 사용하는 도구도 변형시키며 이런 변화에 의해 인간까지도 변할 수 있으며 바로 이것이 디자인의 궁극적인 목적이라고 할 수 있다.

쉽게 예를 들어 편리한 도구는 생활을 효율적으로 만들어 주며, 인간의 생활에 변화와 개성을 부여하게 된다. 이러한 변화로 인해서 인간은 더 여유로운 생활을 누릴 수 있게 된다.

디자인은 인간의 생활을 풍요롭게, 질적으로 변화시키는 기능을 갖는 것이다.

디자인은 상업적인 목적뿐만이 아니라 인간의 복지를 위해서 존재한다.

디자인은 효율성을 가진다. 우리가 사는 세상은 급속도로 변해간다. 디자인의 영역과 역할이 급속도로 확대되고 있다. 디자인은 변화에 즉각적으로 적응해야 할 필요가 있다. 환경의 변화에 넓은 지식을 갖고 있어야 한다.

디자인은 사회적 기능을 가지게 된다. 즉, 다시 말해서 디자인으로 인해 어떤 형태가 만들어지면 그 형태는 모든 사회구성요인에 영향을 끼치고 단순히 물적인 기능뿐만이 아니라 환경적인 기능에서, 또한 의사소통의 역할까지 맡게 되는 것이다.

7. 디자인의 과정

디자인은 왜 필요한가 생각하는 과정이 곧 디자인의 출발점이며 디자인은 물건을 만들어낸다고 하는 조형활동이다.

(1) 생각하는 단계

1) 욕구과정

여러 요건을 만족시키기 위한 형태를 생각한다(제품을 만들게 되는 원인, 동기).

인간공학, 인간심리, 행동과학 등과 관련지어 종합적 연구를 하여야 한다.

(2) 시각화하는 단계

1) 조형과정

조형과정은 사용재료나 접합방법 등을 통하여 시각화 한다.

조형과정은 일의 진행 중에 결정될 수도 있으나 양산의 조형은 모든 과정 즉 조형상의 기술적 문제, 사용재료의 문제, 공구의 문제 등이 결정되어야 한다.

2) 재료과정

재료과정은 재료에 대한 지식을 전제로 한다(재료와 조형, 환경과의 문제).

(3) 기술적 단계

1) 기술과정

재료에 형태를 주는 단계를 말하며 위의 3가지 단계를 통한 질서와 통일 여부에 따라 'Good Design'이 탄생되며 이는 인간생활에 지속적인 기쁨과 미를 줄 것이다.

8. 디자인의 종류

(1) 시각디자인

시각디자인은 우리의 주변에는 수많은 물건들이 있어 우리 생활을 편리하게 해주고 있다.

모든 물건은 제 각각의 용도가 있고 용도에 맞는 재료와 모양을 가지고 있는데 물건의 용도가 좋으면 편리함을 느끼고, 모양이 아름다우면 즐거움을 느낀다.

시각디자인은 정보를 가진 쪽과 정보를 원하는 쪽을 연결할 뿐 아니라, 양자의 욕구를 바람직하게 일치시킬 수 있는 정보 가치를 창출하는데 기여함으로써 정보화 사회에서의 정신적 풍요에 기여한다는 사회적 의의가 있다.

1) 시각디자인의 개념

시각디자인은 우리의 주변에는 수 많은 물건들이 있어 우리 생활을 편리하게 해주고 있다. 모든 물건은 제 각각의 용도가 있고 용도에 맞는 재료와 모양을 가지고 있는데 물건의 용도가 좋으면 편리함을 느끼고, 모양이 아름다우면 즐거움을 느낀다.

시각디자인은 정보를 가진 쪽과 정보를 원하는 쪽을 연결할 뿐 아니라, 양자의 욕구를 바람직하게 일치시킬 수 있는 정보 가치를 창출하는데 기여함으로써 정보화 사회에서의 정신적 풍요에 기여한다는 사회적 의의가 있다.

2) 시각디자인 종류

평면 그래픽 디자인분야

일러스트레이션, 에디토리얼디자인, 타이포그래픽, 레터링 디자인

입체 그래픽 디자인분야

포장 디자인, POP, CIP, 슈퍼그래픽디자인, 교통광고디자인

① 일러스트레이션

일러스트레이션은 문학과 인쇄기술이 발전하고 한 장의 원화가 다량으로 복사되던 시기부터 시작되었다고 할 수 있다.

사전적 의미는 '조명한다', '밝게 한다', '분명하게 만든다'이다.

일러스트레이션은 인간에게 어떠한 구체적인 내용을 전달할 목적으로 내용을 설명적으로 시각화한 그림이다. 또는 일반적으로 글의 이해를 돕기 위해 그리는 그림이나 도표 등이라고 말할 수도 있다.

현대의 일러스트레이션은 작가 개개인의 개성적인 작품세계가 확립되면서 단지 이해를 돕기 위해 그리는 설명적인 그림만이 아닌, 대담하고 실험적인 시도들이 다양하게 전개되는 양상을 보여준다.

순수회화가 작가 내면의 사유세계를 관념화, 상징화하는 스스로의 행위인데 반하여 일러스트레이션은 인쇄매체(또는 영상매체)를 통해 대량복제 되어 다수에게 전해지는 커뮤니케이션을 위한 조형활동인 것이다.

시각예술의 한 분야로서 일러스트레이션은 순수 회화와 상호공존하며 창작이라는 예술의 본질을 추구한다.

② 타이포그래피와 렌터링

타이포그래피(typography)는 넓은 의미로는 인쇄술을 의미하며, 인쇄를 전제로 한 글자 표현이나 작품을 가리키는 말이다.

활자라는 의미를 가지는 타이프(type)와 기술법이라는 의미를 가지는 그래피(graphy)가 합성된 말이다.

타이포그래피는 손으로 쓰는 글자라는 의미와 레터링(lettering)에 상대적으로 기계적인 방법에 의한 서체를 지정하는데 상용되기도 한다. 손에 의한 글자 표현에 제도에 의하여 기하 체계를 지칭하는데 사용되기도 한다. 손에 의한 글자 표현에는 제도에 의하여 기하학적인 선, 원, 타원을 구성하는 방법과 자유롭게 유기적인 곡선이나 필기 용구의 특성을 활용하는 방법 등이 있다. 즉, 글자체, 글자 크기, 글자 사이, 글줄 사이, 관형의 크기, 인쇄 면적, 여백 등을 조절하여 전체적으로 읽기에 편하도록 구성하는 표현 기술을 말한다.

레터링은 글자체를 고려하면서 글씨를 쓰거나 쓴 글씨를 말하며, 문자는 선전 미술에 있어서 특히 중요한 구성요소가 된다.

선전용 글자로서 요구되는 조건은 읽기 쉬워야 하고, 선전 내용이 현대적으로 맞아야 하며, 개성과 통일성이 있어야 하고, 사용 목적에 적합해야 한다.

우리나라에서 많이 쓰는 기본 자체는 명조체이다. 명조체는 세로는 굵고 가로는 가늘어서 자체의 구성에 균형이 잘 이루어져 세로의 굵기, 가로의 가늘기, 선의 시작과 끝맺음, 세로의 길이, 가로의 길이 등의 변형으로 상당히 자유로운 처리가 허용된다.

타이포그래피가 기계적 활자를 기본으로 하여 내용을 아름답고 충실히 전달되도록 하는 방법인 것에 반해, 레터링은 어떤 디자인을 위한 특수한 목적을 가지는 글자를 만들어 내는 것이라 할 수 있다.

레터링은 글자라는 소재를 사용하여 어떤 의도를 전달하려는 것이므로 글자간의 상호 조화 문제, 글자와 그림, 사진, 그 밖에 마크(mark)나 로고타이프(logotype) 등과의 조화에 대한 문제를 고려해야된다.

레터링은 글자를 주체로 한 디자인 및 타이포그래피의 기초 분야이며, 따라서 그 특징은 개성적이며 표현이 자유롭다.

건강한 치아	(바탕체)
건강한 치아	(견고딕체)
건강한 치아	(엽서체)
건강한 치아	(그래픽체)
건강한 치아	(휴먼매직체)
건강한 치아	(바다체)
건강한 치아	(센스체)
건강한 치아	(목각파임체)

명조체 실습

고딕체 실습

③ 포스터 디자인

포스터(poster)는 전달할 내용을 일정지면이나 천 등에 한 눈에 알아볼 수 있도록 표현하는 선전이나 광고매체이다.

각종 사회 캠페인 매체로서 목적하는 바에 따라 대중을 설득하는 공공 캠페인 포스터, 소비자와 상품과의 연결수단으로 다양한 정보를 전달하여 판매활동을 촉진시키는 상품광고 포스터, 관광객들로부터 관광동기와 욕구를 유발시켜 관광할 수 있도록 유도하는 관광포스터, 시각적인 자극을 통한 새로운 시각적 예술성을 지니게 하여 감성적인 반응을 유도하는 장식 포스터로 나눌 수 있다.

④ 신문광고 디자인

신문광고의 특성은 신문에 대한 신뢰감이 신문광고의 신뢰로 연결되는 신뢰성 90% 이상이 정기구독자이며 주목률이 안정되어 있는 안정성 게재공간 등을 광고주의 필요성에 따라 사용할 수 있는 편의성 등이 있다.

⑤ 잡지광고 디자인

잡지 광고의 특성은 인쇄매체 중에서 대표적인 광고 매체로 이용된다.

특성으로는
-독자층이 특정하다.
-매체로서 생명이 길다.
-회람율이 높다.
-컬러 인쇄효과가 좋아 소구력이 강하다.
-광고메시지가 오래 기억된다.
-광고비가 싸다.

⑥ TV광고 디자인

TV광고는 크게 방송시간 배분에 의해 프로그램 광고, 스파트 광고, 블록광고로 나눌 수 있다.

특성으로는
–시각과 청각을 동시에 커버하여 광고의 힘이 강하다.
–광고의 탄력성이 있다.
–감정이입이 가능하다.
–속보성이 있다.
–동시에 많은 사람들에게 소구된다.

⑦ 픽토그래프(pictograph)

단순화된 그림에 의하여 대상의 성질이나 혹은 그 사용법을 표시하는 것으로서 우리말로는 '그림문자'이다.

이것에 해당하는 매체로는 각종의 표시(sign), 트레이드 마크(trade mark), 심볼(symbol), 심볼 마크(symbol mark), 브랜드 마크(brand mark)를 들 수 있으며, 정보 전달 매체로서 사인(sign)과 의지 전달이라고 하는 의미에서 매우 중요하며 한 사회의 단체나 공공장소, 대규모 행사, 기업 또는 제품의 질을 관계자 집단에게 보증하여 그 규모나 내용이나 이념 등을 나타내 보이기 위한 중요한 커뮤니케이션 수단이다.

⑧ 캘린더 디자인(calendar design)

인간생활에 편리하도록 월, 일, 절후 등으로 나누어서 나타내는 도표로서 날짜, 요일 등을 알게 해주는 본 기능과 인간의 마음을 아름답도록 만족시켜주는 심미성의 복수 기능으로 나눈다.

⑨ 사인 광고(sign)

불특정 다수인을 타겟으로 하여 옥외공간에 시각적 자극 광고물을 부착하여 우연히 볼 수 있도록 한 광고물을 말하며 광고탑, 현수막, 빌보드, 광고간판, 애드벌룬, 네온사인, 역 구내 및 버스에 부착한 광고물을 말한다.

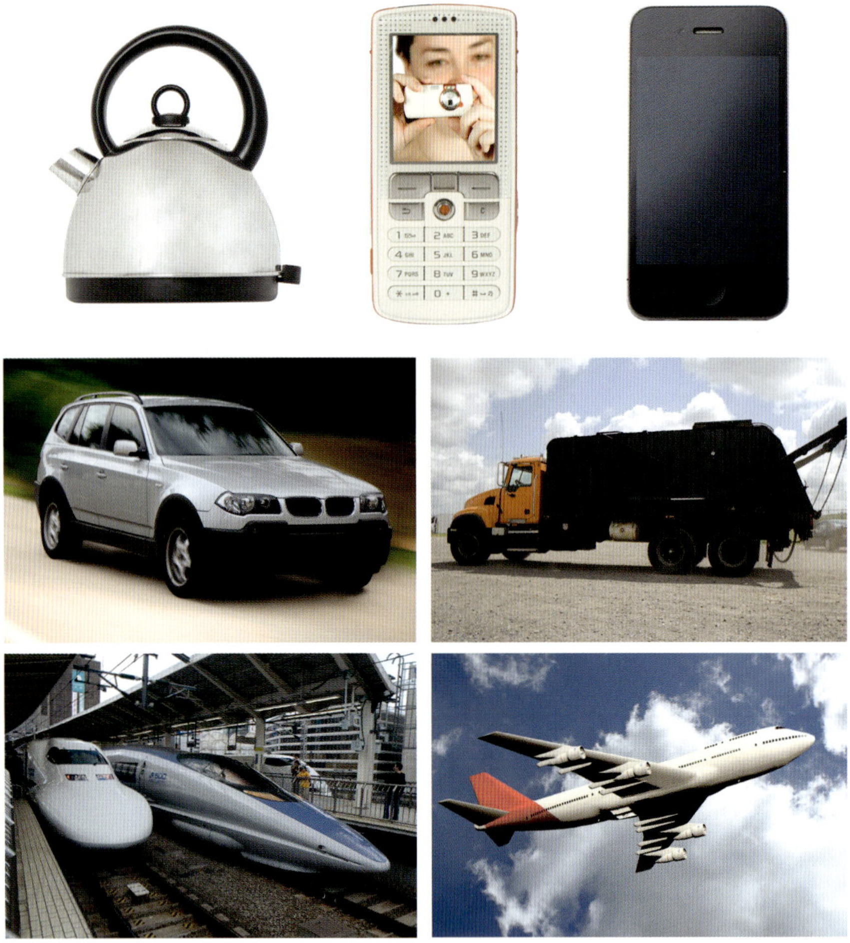

제품디자인

⑩ 포장 디자인(package design)

상품을 보호해 주는 역할과 소비자가 그 상품을 살 수 있도록 정보를 제공해주는 광고역할을 가지고 있다.

기능으로는 내용물을 보호해주는 보호성, 상품의 운반이나 보관을 용이하게 해주는 편리성, 상품과 소비자를 연결해주는 광고성 등이 있다.

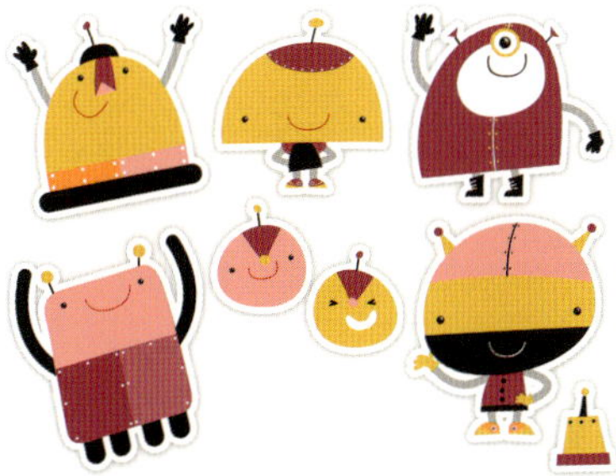
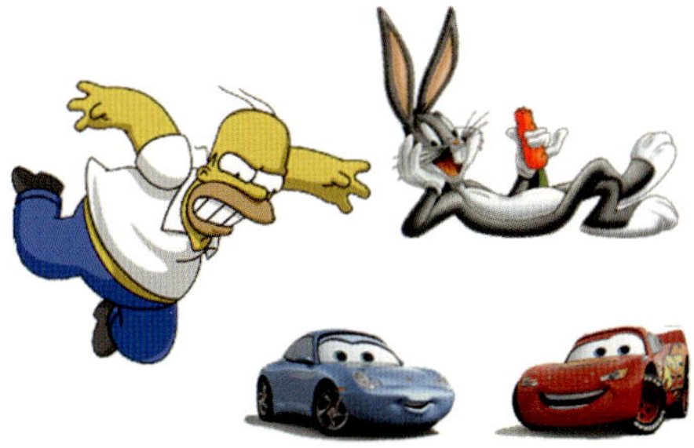
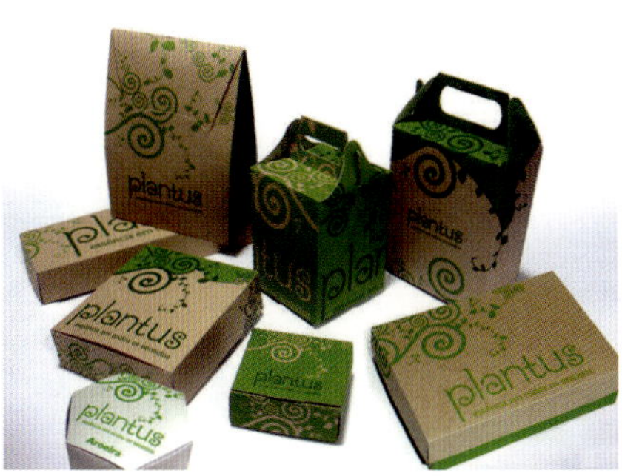

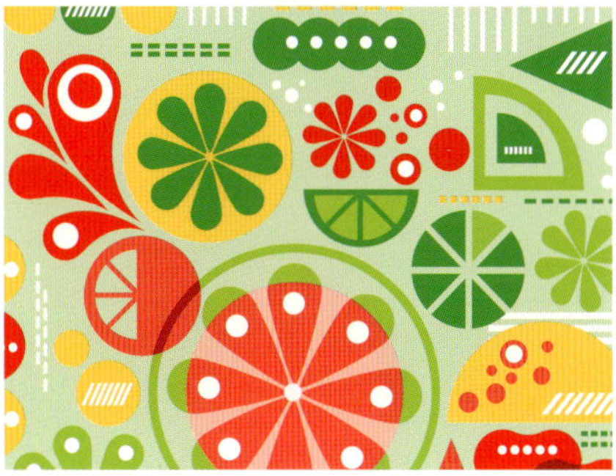

캐릭터디자인, 애니메이션, 포장디자인

⑪ 구매시점광고(POP)

소매점이나 도매점의 안, 밖에 설치되어 있는 광고로서 소비자의 구매행위에 영향을 줄 수 있는 광고로서 소비자의 구매행위에 영향을 줄 수 있도록 최종적으로 설치된 매장 광고이다. 종류로는 깃발, 모빌, 행거, 스탠드, 진열대 등이 있다.

⑫ 영상 디자인

애니메이션(animation), CF, 영화, 컴퓨터그래픽, 웹디자인 등이 있다.

⑬ 명함디자인

성명, 주소, 직업 등을 적은 소형종이로 자신을 설명하는 구실을 한다.

⑭ 레이아웃

디자인, 광고, 편집 등의 사진, 글씨, 그림, 기호 등 여러가지 구성요소를 지면에 효과적으로 배열하는 일 및 기술을 말한다.

레이아웃은 편집디자인에서만 한정된 것은 아니다.

모든 인쇄물들의 디자인에 수반되는 과정이며 실내디자인이나 무대디자인, 건축의 설계 등에서도 중요한 역할을 한다.

다른 인쇄물보다 차별화되고 정리된 내용을 보여 주기 위해 좋은 사진과 좋은 글 등 조화롭게 배치한다.

디자이너는 가독성과 미적 표현을 동시에 만족시켜야 한다. 레이아웃에 너무 치중하다보면 지나친 장식으로 실패하는 경우가 많기 때문이다. 보조선이나 문양들은 내용적 요소들만으로 부족함이 있을 때나 의도적으로 사용해야지 너무 남용하면 주제를 잃어버릴 수도 있다.

⑮ 좋은 레이아웃이란?

좋은 레이아웃이란 어떤 것인가? 여기에는 어떠한 정답도 없지만 몇 가지 기준들은 있다. 좋은 레이아웃을 위한 세 가지 기준이 있다.

그것은 효과적으로 작용해야 하며, 메시지를 잘 전달할 수 있도록 구성이 잘 되어 있어야 하고, 보는 사람들의 주의를 끌어야 한다. 이 세 가지 모두가 만족되어야 한다.

레이아웃이 효과적으로 작용하기 위해서는 메시지를 적절한 방법으로 신속하게 전해야 한다. 또 레이아웃은 독자들이 작품을 통해 부드럽고 쉽게 움직일 수 있도록 구성되어야 한다.

레이아웃은 경쟁자들로부터 두드러져 보여야 주의를 끌 수 있다.

이 세 가지 기준을 잘 결합시켜야 흡인력 있고, 구성이 잘된 좋은 레이아웃을 보여 줄 수 있다.

- **효과적으로 작용해야 한다.**

  디자인을 기획하기 전에 작품의 목적을 먼저 알아야 한다.

  미리 간단한 질문을 해보고 답을 구하는 것이 기능적인 작품의 창조를 위해 효과적이다.

  이 작품의 목적 즉, 독자가 얻어야 하는 메시지는 무엇인가?

  이 작품은 누구를 위한 것인가?

  어디에서 보여 질 것인가 또는 어디에 배포되어질 것인가?

시작하기 전에 질문에 답하는 것은 작품이 어떻게 이루어져야 할 지를 더 쉽게 결정할 수 있도록 할 것이다.

- **잘 구성되어야 한다.**

  좋고 효과적인 레이아웃이란 따라가기 쉽도록 만들어진 것이다.

  메시지를 분명하게 전달할 수 있도록 정보를 배열하고 강조해야 한다. 이것은 초행자를 위한 지도를 만드는 것과 같다.

  독자가 반드시 보아야 할 것과 첫 번째로 읽어야 할 것을 선택해야 한다.

- **흡인력이 있어야 한다.**

  작품이 주의를 끌지 않으면 정보를 전달할 수 없다.

  주의를 끌기 위해서 작품은 주위에 있는 모든 것과 차별되어 드러나야 한다. 작품에 따라서 놀랍거나 재미있거나 의외이거나 색다를 수도 혹은 간단하고 직접적인 것일 수도 있다.

⑯ 디자인 원리를 이용한 레이아웃

디자인의 원리는 레이아웃을 만들 때마다 그 결정에 영향을 미친다.

디자인의 원리는 활자와 이미지를 어디에 놓는지, 어떻게 이미지와 문구가 서로 연관되는지, 무엇을 보여주는지 그리고, 그것을 어떻게 보여주는 지에 영향을 미친다.

작업을 할 때, 어떻게 각각의 원리가 레이아웃 작업에 도움을 줄 것인지를 스스로에게 계속 질문하고, 그것이 보는 사람들에게 매력적이며, 메시지가 분명히 전달 되도록 구성한다.

- **균형 : 영향력의 동등한 배분**

  앉거나 서거나 걷는 것을 배우는 아이들은 그들의 균형을 –체중의 동일한 배분–유지해야만 한다는 것을 배운다. 균형에 접근하는 길은 두 가지가 있는데, 우선 좌우 대칭이 있다. 이것은 오른쪽과 왼쪽을 똑같이 배분하는 것이다. 그렇게 되면 한쪽 면은 다른 쪽 면과 마치 얼굴처럼 대칭을 이루게 된다. 다른 하나는 비대칭이다. 페이지의 옆 부분에 같은 크기의 비슷하지 않은 이미지를 배열한다. 페이지의 옆 부분에 같은 크기의 비슷하지 않은 이미지를 배열한다. 이

비대칭 디자인에서 균형을 잡기 위한 요소로 명암, 크기 모양, 질감 등을 사용할 수 있다.

- **리듬 : 다양한 요소들을 반복함으로써 얻어진 양식**

반복(일관된 방법에서 비슷한 요소들의 되풀이)과 변화(요소의 형태, 크기, 또는 위치의 변화)는 레이아웃에서 시각적 리듬의 열쇠이다. 반복은 작품을 하나로 통합한다. 레이아웃에서 작품의 리듬은 느낌이나 분위기를 전달할 수 있다. 규칙적인 간격으로 요소들을 위치시키면 부드럽고 조용하며 느슨한 분위기를 전달한다. 크기와 요소들을 돌발적으로 변화시키면 빠르고 활기찬 리듬과 흥분된 분위기를 전달한다. 광고는 산만한 독자들의 관심을 쉽게 붙잡기 위해 빠른 리듬을 사용한다.

- **통일성 : 모든 요소들이 모여서 전체를 이루는 것처럼 보이는 것**

어떤 것들은 동시에 어울리지 않는다. 여러분은 멋진 옷에 수영 오리발을 신지는 않을 것이다. 다른 경우에 이 문제는 미묘한 것이 된다. 지갑은 드레스와 색이 어울리지 않는다. 타이는 너무 단조롭거나 셔츠에 비해 너무 원색적이다.

레이아웃 역시 통일성이 필요하다. 독자들에게는 작품이 한 단위라는 것을 나타낼 수 있는 시각적인 실마리가 필요하다.

- **강조 : 가장 먼저 주의를 끌기 위해 두드러지는 것**

독자들의 주의를 끌기 위해 모든 레이아웃은 초점이 필요하다.

초점이 없으면 보는 사람들은 빨리 지나가 버린다. 그러나 너무 많이 강조한다면, 독자들은 처음에 어디를 보아야 할 지 모를 것이고 결국은 보기를 포기할 것이다. 즉 모든 것을 강조하는 것은 아무것도 강조하지 않는다는 것을 의미한다.

강조할 요소를 선택한 후에 그 요소에 주의를 불러 일으키려는 어떠한 몇 가지 방법을 선택해야 한다.

⑰ 캐리커쳐

시국풍자나 인생의 유머를 다룬 모든 회화의 총칭

⑱ 캐릭터

드라마나 영화에 등장하는 인물의 성격이나 특징

⑲ C.I.P(기업의 통합화)

회사 이미지 통합 프로그램이라는 개념으로 기업이나 공공 단체가 갖고 있는 이미지를 시각적으로 체계화, 단일화 한 것이다.

기업의 이미지를 어떻게 통합한다는 말일까?

보통 우리는 로고, 심볼정도가 CI, 혹은 CIP로 여기고 있는데 기업의 로고는 물론이고 사명, 심볼마크, 상징 이미지, 그에 따른 간판, 각종 서식류, 차량의 형태 등과 기업의 존립, 존재의 의미를 자기 확인을 통하여 기업경영의 의미를 재구축하는 것이다. 그리고 이러한 기업이념을 내부 임직원이 체험하여 기업의 행동양식등을 표준화 시키는 작업들까지 포함하는 개념이라 할 수 있다.

즉 쉽게 생각해서 삼성(Samsung)하면 파란색, SK하면 "OK~SK"가 생각나는 것 등을 비롯하여 삼성직원들끼리 삼성맨이라는 호칭을 붙여가며 서로의 단합과 기업의 소속감을 느끼게 해주는 것들이 CIP를 통한 기업이미지 구축 결과의 한 예이다.

CIP 예시

(2) 제품디자인

산업디자인의 꽃이라고도 할 수 있는 제품 디자인은 완벽한 기능, 형태의 아름다움, 합리적인 가격, 필요한 제품을 창조하여 인간 생활의 질적 향상을 도모하고 환경을 개선하는 것을 목적으로 한다.

제품디자인은 제품 그 자체의 디자인을 말하며 판매를 목적으로 실제로 제작 유통되는 것을 말한다. 또한 이러한 모든 과정과 발생되는 모든 문제를 조형적으로 해결하는 것을 말한다.

보통 이러한 문제들은 현대 공업기술에 의해 해결하기 때문에 공업디자인이라고도 한다. 그러나 현대 공업기술에 의존하지 않고 수공업으로 생산되는 제품도 있다.

(3) 환경디자인

인간이 도구나 사물을 사용하여 살아가는 주변의 공간적 환경에 관련된 디자인을 말한다.

도구로서 기능뿐 아니라 기호 또는 표상의 의미로도 사용된다.

환경디자인은 크게 보면 스트리트 퍼니처, 조경디자인 등 도시 환경을 디자인하는 것을 말한다. 작게는 인테리어 디자인, 점포 디자인 등 주거환경을 위주로 디자인하는 것을 말한다.

1) 실내디자인

인간의 기본생활에 밀접한 실내공간은 사람, 공간, 장비로 이루어졌는데 이들의 관계를 체계적으로 계획하고 배치하는 것이 실내디자인이다.

특히 주택설계는 가족 생활양식이나 취향은 물론 현재와 미래에 맞게 설계해야 한다.

2) 디스플레이디자인

상품, 생산성, 작품, 문화재, 혹은 그외 자료 등을 일정한 목적이나 테마 밑에서 색채, 형상, 조명, 움직임, 음향 등의 모든 커뮤니케이션 기술을 구사하여 가장 효과적인 공간에 구성, 전시하여 많은 사람에게 주지, 전달시키는 디자인의 한 부분이다.

즉, 실제의 것을 사람들 앞에 내놓거나 직접 접촉시킴으로써 직접적인 교류 수단을 이루게 하는데, 이른바 강한 느낌, 강한 실재감을 동반한 이미지의 체험적 전달 수단이라 할 수 있는 것이다.

통상적으로 상점의 내외부, 전시장, 행사장, 공공 장소, 패션 혹은 연극의 무대나 세트, 윈도우 등으로 그 영역은 확대돼 가고 있다.

예) 박람회, 전시회, 쇼, POP 등

PART 02

색채

색채학에서 색은 시지각 대상으로서의 물리적 대상인 빛과 그 빛의 지각현상을 일컫는 것(모던 워커, 1996)으로 색채는 빛에 의해서 인간의 눈에 자극되었을 때 생기는 지각으로 정의한다. 색채는 물체의 반사광을 통하여 지각되며 색 감각에 의한 색과 색 지각에 의한 색으로 구분할 수 있다.

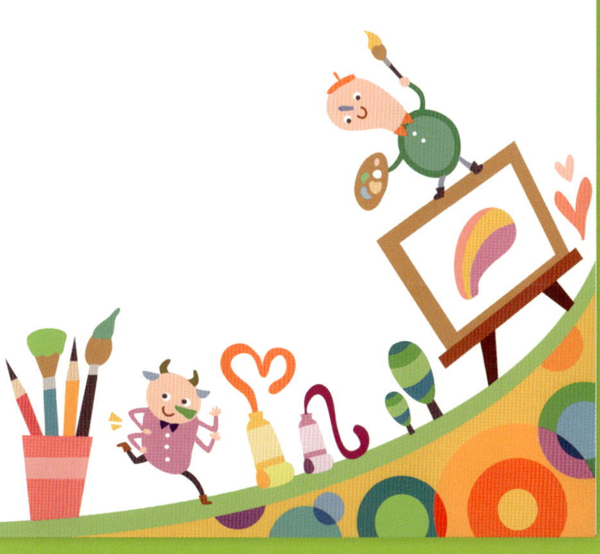

1. 색채의 개요

(1) 색채란?

색채학에서 색은 시지각 대상으로서의 물리적 대상인 빛과 그 빛의 지각현상을 일컫는 것(모던 워커, 1996)으로 색채는 빛에 의해서 인간의 눈에 자극되었을 때 생기는 지각으로 정의한다. 색채는 물체의 반사광을 통하여 지각되며 색 감각에 의한 색과 색 지각에 의한 색으로 구분할 수 있다.

(2) 색채의 3속성

1) 색상(hue)

색상이란 어떤 색을 생각할 때 떠오르는 이미지를 시각화시키는 것이다. 즉 색을 구별하는 데에 필요로 하는 색의 이름이다.

이는 유채색만이 가지는 속성으로 적, 황, 청과 같은 채색을 말한다.

1차 색은 빨강(R), 노랑(Y), 파랑(B)의 원색으로 색을 섞어 다른 여러 색을 만들 수 있다.

2차 색은 초록(G : 파+노), 보라(P : 적+청), 주황(O : 적+노)으로 1차 색을 섞어 만든 것이고, 3차 색은 1차 색과 2차 색을 혼합해 만든 황록(YG), 청록(BG), 녹청(GB), 청자(BP), 적자(RP), 등황(YO)이다.

색상은 물체의 표면에서 선택적으로 반사되는 색 파장의 종류에 의해 결정된다. 빛의 스펙트럼에서 뚜렷하게 구분되는 색상은 빨강, 주황, 노랑, 초록, 파랑, 보라 등의 기본색상이지만 각 색상사이에는 점진적으로 변화하는 무수한 색상이 존재한다.

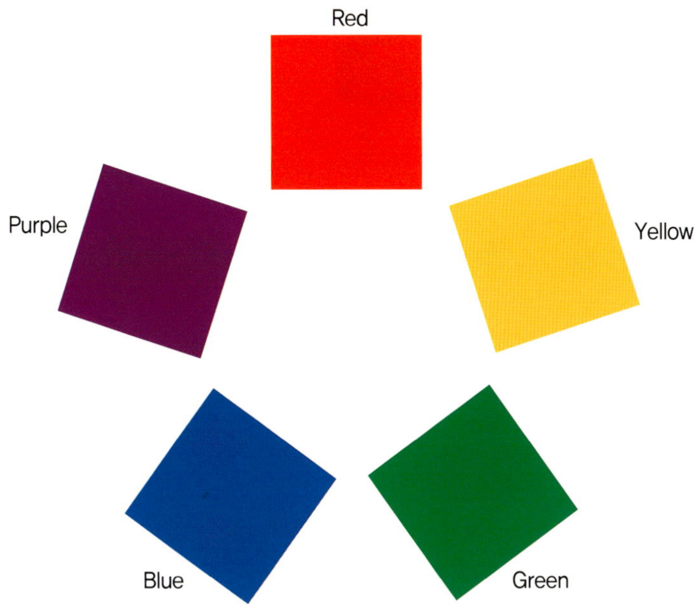
Red
Yellow
Green
Blue
Purple

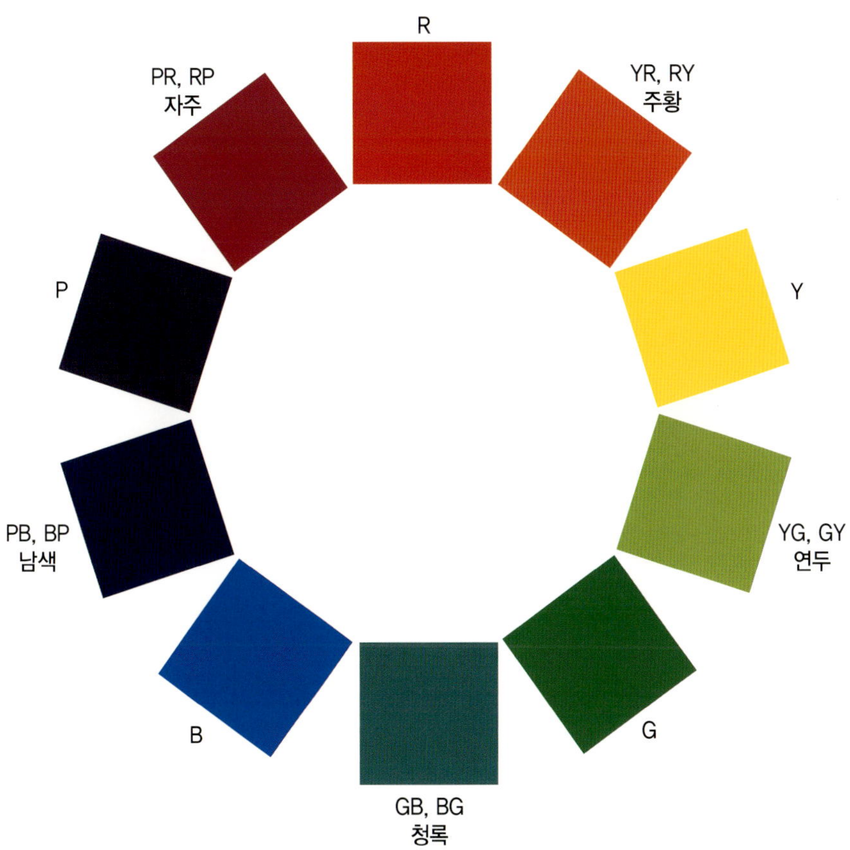
R
YR, RY
주황
Y
YG, GY
연두
G
GB, BG
청록
B
PB, BP
남색
P
PR, RP
자주

색상환 실습

2) 명도(value)

명도는 색채의 지각과정에서 밝고 어두운 정도를 느끼게 하는 것이다. 즉, 빛의 밝기 정도를 말하는데 가장 명도가 높은 색은 흰색, 낮은 것이 검정색이다. 이 사이에 밝기가 다른 회색을 배열하면 명도단계가 표시된다.

무채색의 명도는 11단계로 구분하고, 이를 기준으로 명도가 판정되며, 이 성질은 유채색, 무채색, 어디에나 있다.

명시성 실습

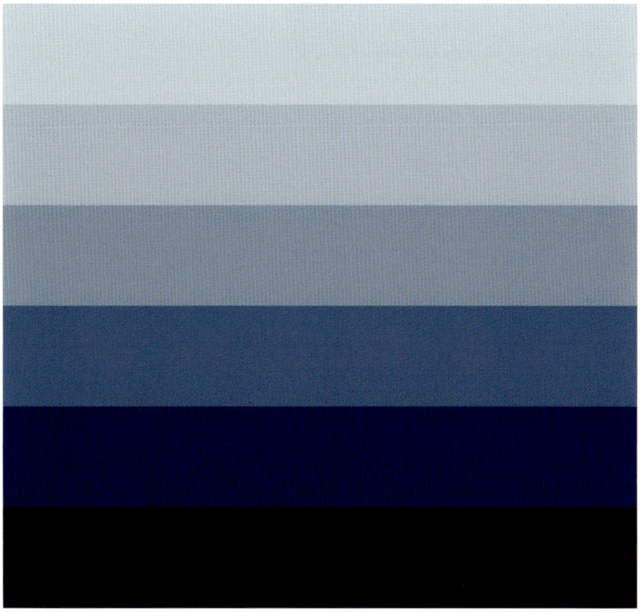

명도 – 한색

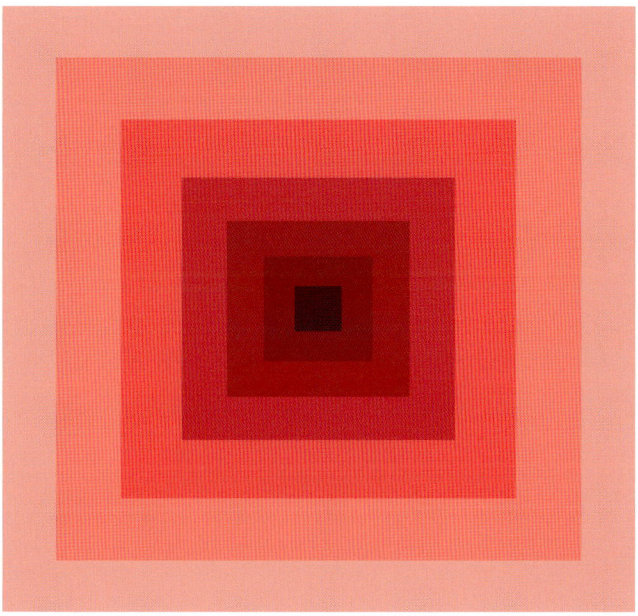

명도 – 난색

명도단계 실습

3) 채도(chroma)

채도는 색의 선명한 정도를 말한다. 채도가 높은 색일수록 그 색상이 잘 나타나고, 동일색상 중에서도 가장 채도가 높은 색을 그 색상의 순색이라 한다.

따라서 여러 색을 섞으면 섞은 만큼 채도는 낮아지며 여러 색상을 많이 혼합할수록 그 색채는 무채색으로 변한다.

무채색에는 채도가 없으며 가장 낮은 단계의 채도를 1, 가장 높은 단계를 16으로 한다. 그러나 채도는 일률적이 아니라 색상에 따라 다르다. 그리고 채도는 인접해 있는 색, 색에 비춰지는 빛의 색에 따라 그 느낌이 달라질 수 있다.

채도 실습

고채도 배색 :

저채도 배색 :

주목성 실습

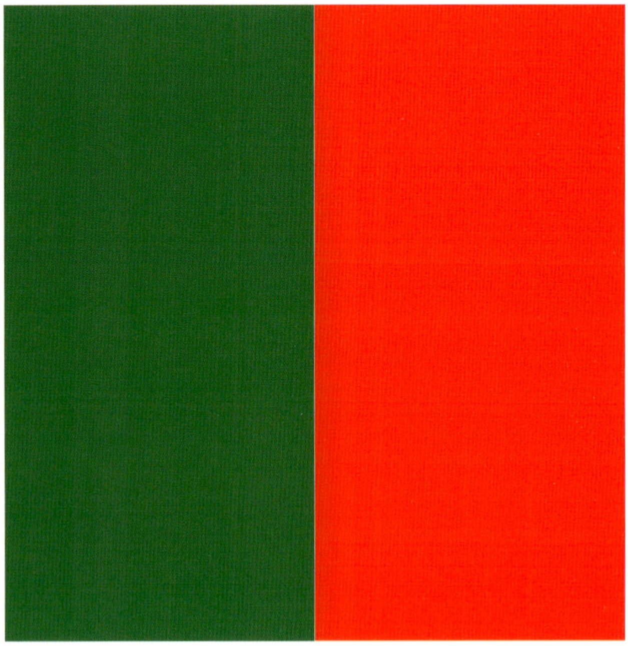

보색

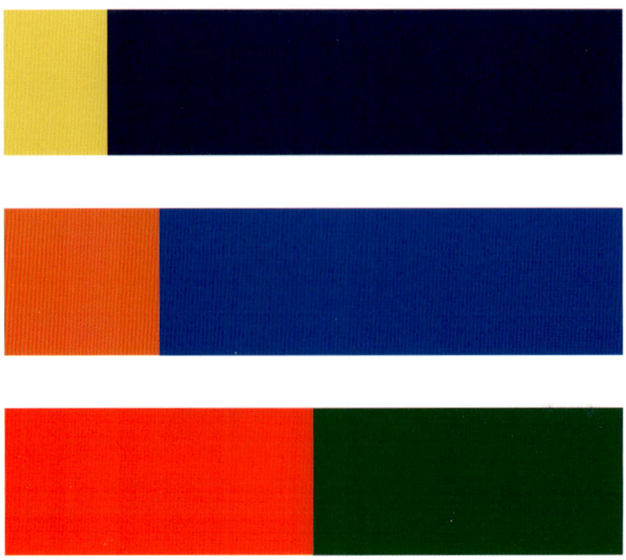

보색비율

색채실습 - 보색

5 : 5 실습

7 : 3 실습

9 : 1 실습

색채실습 -보색 연결 색

색채실습 - 난색, 중간색, 한색 실습

(3) 색채의 기능

기능	내용
안전의 기능	인간이 활동하는데 지장과 차질을 초래하지 않으며 위험을 방지하여 안전을 기하는 것으로, 색채의 명시성과 주목성을 사용하는 방법이 있다.
은폐의 기능	현란한 색채가 식별기능을 높이는데 반하여 채도가 낮아서 둔하고 탁하여 부드러운 색채는 눈에 빠르고 정확하게 식별되지 않는 성질을 말한다. 주로 환경의 패턴이나 색채를 빌려오는 원리를 이용하여 대상과 그 배경이 섞이도록 한다.
물리적 기능	물체의 표면에 부딪친 광선이 그 표면구조(texture)의 상황에 따라 일부는 흡수되고 나머지는 반사되며, 이러한 물리적 반사와 흡수기능은 인간의 생활에 크게 영향을 미치기 때문에 생활환경의 적절한 색채조절이 필요하다.
심리 · 생리적 기능	색채의 물리적 효과는 심리적 반응을 유발하여 화창한 날에는 상쾌함을 느끼고 흐린 날에는 우울감을 느끼기 쉬우며, 이러한 심리적 태도는 육체적 반응에도 영향을 주게 된다. 따라서 시각적으로 쾌적한 환경은 인간의 심리 · 생리적으로 안락감을 제공한다.
치료기능	색채치료는 개인의 심리적, 신체적, 정서적 상태와 질병, 장애를 치료하기 위해 색채를 사용하는 것을 말하며, 이러한 기능이 일상생활 속에서 잘 활용되면 보다 나은 환경으로 개선시킬 수 있으며 이를 통해 건강과 정신적인 균형을 취할 수 있다.
식별기능	색체는 물체를 식별할 수 있는 작용을 함으로써 우리는 동일한 크기나 형태의 사물일지라도 색채의 차이로서 구분할 수 있다. 색채의 식별기능은 형태에 의해 변화되기도 하며, 역으로 색채로서 다양한 요소에 통일감을 부여하고 그룹화 함으로써 식별이 가능하다.
상징기능	색채는 다수의 사람에 의해 약속되어진 특정한 의미와 상징성을 지니게 되며, 색채의 상징 방응 효과는 언어와 같은 의미를 지니게 되어 사회 속에서 일반화 되어진 의미로 커뮤니케이션 기능을 수행한다.
미적조화기능	모든 사람들은 시각적으로 무엇이 아름답고 즐겁고 적절한가에 대해 관심을 갖고 있으며, 색채를 통해 얻게 되는 미적 감흥은 우리가 지각능력을 사용하면서 경험하게 되는 만족감과 동일하다고 할 수 있다. 색채의 미적조화의 중요성은 보다 창의적인 색채에 의한 환경창조에 그 의미가 있다.

2. 색의 체계

(1) 먼셀 표색계

먼셀 표색계는 미국의 화가이며 색채연구가인 먼셀(Albert H. Munsell, 1858~1919년)에 의해 1905년 창안되었다.

우리나라에서도 한국공업규격(KS A0062)과 색채 교육용으로도 채택된 표색계이다.

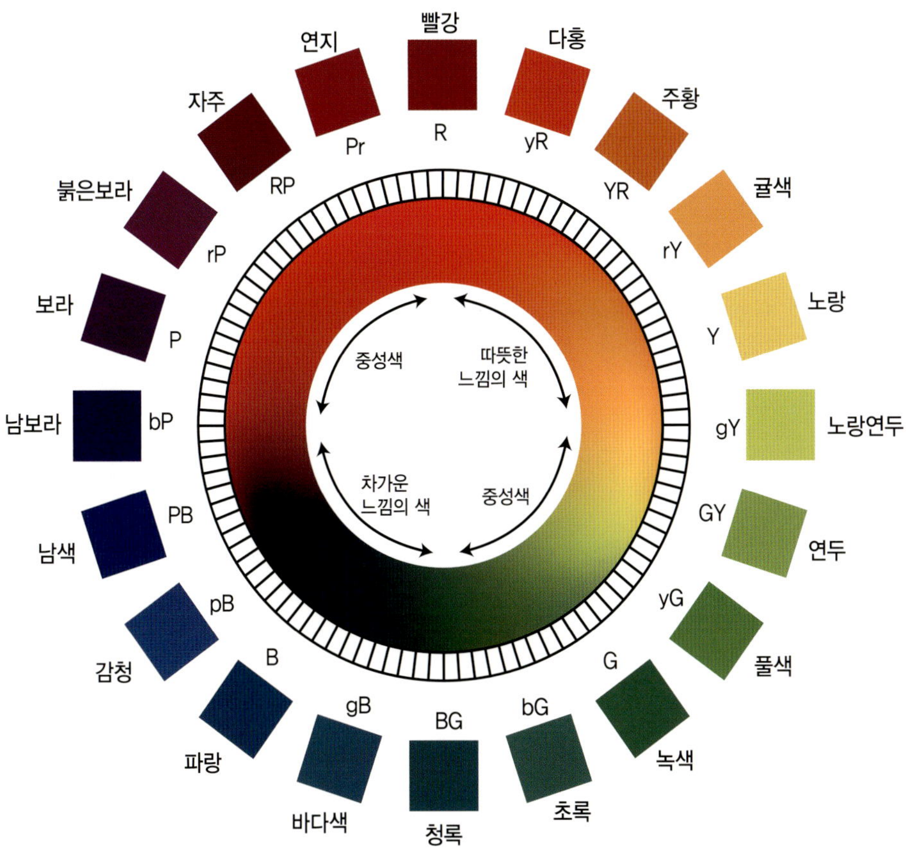

먼셀의 20색상환

(2) 오스트발트 표색계

헤링(Edward Hering)의 반대색설을 기초로 하는 것으로 빨강(Red)-청록(Sea Green), 노랑(Yellow)-남색(Ultramarine blue)을 서로 마주보도록 배치하고 주황, 파랑, 자주, 황록을 그 사이에 배치하여 8색을 기본으로 색환을 구성하였다.

밝기는 하양과 검정 사이를 8단계(a, c, e, g, i, l, n, p)로 구분하였다. 오스트발트 표색계는 명도와 채도를 따로 분리하여 표시하지 않는다. 모든 색은 백색량(W), 흑색량(B), 순색량(C)의 합을 100으로 하여 배합하였기 때문에 어떠한 색도 혼합량은 항상 100으로 일정하다.

$$W+B+C=100$$

(3) CIE 표준 표색계

1931년 국제조명위원회(C.I.E)에서 가법혼색의 원리에 의해 3원색을 정하고 그 혼합비율에 의해 모든 색을 색공간 안에 표시하도록 하였다. CIE 표준 표색계는 XYZ표색계라고도 하며 물체색 뿐 아니라 빛의 색까지 표기할 수 있다.

(4) 색체계의 특징 및 장단점 비교

색체계	특징	장점 및 단점
먼셀 표색계	• 색상 · 명도 · 채도의 세 가지 척도에 대한 명확한 이해가 목적 • 중간명도 5와 N5에 근거한 조화 강조 • 색채를 등거리 관계로 설명	• 수치상의 색채와 실제 색감과의 차이 • 색의 채도 위치가 달라 배색에 어려움 • 색채균형의 기본을 탐구하여 색채 교육 발전에 기여 • 물체색 관리에 유용 • 색상, 명도, 채도의 삼속성에 의한 색의 객관적 과학적, 즉 색채의 표준화에 기여

색체계	특징	장점 및 단점
오스트발트 표색계	• 헤링의 반대색설 토대 • 혼합하는 색량의 비율에 의하여 만들어진 체계 • 순색량+백색량+흑색량=100으로 정의	• 색채배합의 지각적 · 감각적 측면에서의 등간성에는 부적합 • 색명이해의 어려움, 차원적 관련성의 모호, 실용적 표기방법이 아님 • 완전 백색과 완전 흑색 및 완전 순색이 실제하지 않으므로 전체의 물체색 포함이 어려움
CIE 표준 표색계	• Hunter LAB의 발전 • Munsell Color System에 기초 • Opponent Type System • 심리 · 물리학적 측정에 근거 • 산업색채로 유용 • 실존하는 모든 색 표현	• 숫자의 조작에 의한 색 표시로서 이용에 제한이 있음 • 인쇄로 표현할 수 있는 색의 범위는 한정되므로 원색인쇄에 의해서 완전 재현이 불가능
NCS 표색계	• 뉘앙스(Nuance)개념에 근거 • 정성적 기준에 근거한 색채체계 • 과학적, 친환경적 • 유기적, 상대적인 개념의 색체계 • 관계성, 다양성, 상대성의 특성 • 총체적인 색채지각(색상, 색조) • 색채의 이차적인 속성 확인이 가능한 표기	• 색채의 이차적인 속성에 대한 이해가 쉬운 표기 • 환경색채계획 시 유용 • 상황과 관찰자에 따른 상대적인 색채 감각을 나타내기에 적합
종합	• 대응유형체계(Opponent Type System)에 기초한 색체계 연구의 발전 • 인간의 색채지각과 표현에 대한 관심과 연구의 지속	

3. 색채의 배색과 조화

(1) 색채 배색

색채 배색이란 두 가지 이상의 색이 서로 어울려서 하나의 색만으로는 얻을 수 없는 효과를 일으키는 말로 색채의 조화를 목적으로 한다. 배색에는 색상, 명도, 채도의 차이가 중요한 요인이 되므로 색상대비, 명도대비, 채도대비를 배색의 기초로 그 유형을 분류할 수 있다.

1) 색상에 의한 배색

색상에 의한 배색은 조화론에서 가장 많이 논의되어지는 부분이며 색상환에서 기하학적인 위치관계에 있는 색상을 질서에 기초로 하여 조화를 얻을 수 있다.

색상을 기준으로 한 배색은 색상환에서의 각도의 범위 또는 색상환에서의 단계의 차이에 의해 구분할 수 있다.

색상환에서의 단계의 차이로 구분하는 것은 어느 색상환을 기준으로 그 관계를 나타내는 가에 따라서 얻어지는 결과가 다르다.

실 습

2) 명도에 의한 배색

명도는 형태의 깊이, 인식과 관계가 있는 것으로 배색에서 매우 중요한 요소이다. 명도에 의한 배색은 대비의 정도에 따라서 대조명도(명도차 4이상), 중차명도(몇도차 2.5~3.5), 유사명도(0.5~2.0), 동일명도로 구분할 수 있다.

실 습

실 습

3) 채도에 의한 배색

채도에 의한 배색은 채도차에 따라 고채도와 저채도의 구분에 따라 고채도의 배색, 저채도의 배색으로 구분할 수 있다. 톤의 명도, 농담, 강약 등의 색조화로 각각의 톤마다 독립된 이미지가 있기 때문에 색채조화를 계획하는데 편리하며 톤의 관계에 따라 동일톤의 배색, 유사톤의 배색, 대조톤의 배색으로 구분할 수 있다.

실 습

실 습

4) 합리적인 배색

합리적인 배색은 한 색에서는 일어나지 않는 효과를 두 색 이상의 색들을 조합시키는 데서 찾는 것을 목적으로 하기 때문에 색을 사용할 때는 그 목적이나 기능에 맞도록 색의 수를 조절한다.

또한, 색채조화를 위한 배색은 개인차이가 큰데, 그것은 색을 보는 사람들마다 그 색을 볼 때의 심리상태나 연상작용이 다르므로 차이가 있을 수 있다. 따라서 올바른 색채계획을 위한 배색을 위해서는 그 공간을 사용하는 사용자를 고려하여야 하고 사람의 성별, 연령, 교양수준 등에서부터 기호의 방향까지도 고려되어야 한다.

실 습

실 습

(2) 색채 조화

색채 조화(Color harmony)란 2색 또는 다색의 배색에 질서를 주는 것, 통일과 변화, 질서와 다양성과 같은 반대요소를 모순과 충돌이 일어나지 않도록 조화시키는 것을 말한다.

1) 동일색상의 조화

동일색상의 조화는 동류성의 원칙에 의해 잘 조화되는 색상이다. 이는 색상의 차이는 없고 명도와 채도의 차이만 있는 색의 배색 방법이다. 예를 들어 빨간색의 경우 빨간색과 흰색의 배합으로 나타나는 명도가 밝은 분홍(Pale Pink : tint) 및 흰색까지의 색과 검은색이나 회색을 섞어 생기는 회색조의 빨강 톤(tone)과 어두운 빨강 포도주색, 검은색까지의 어두운 빨강(Shade)의 색 중에서 색을 선택하여 질서있는 색의 계획을 세울 때 일어나는 색상의 조화이다.

실 습

실 습

2) 유사색상의 조화

유사색상의 조화는 색상환에서 양옆에 있는 색과의 조화 계획이다. 이 경우는 색의 속성과 특성이 어미가 같다는 공통성을 갖고 있기 때문에 유사색 조화를 이룬다. 예를 들어 주황색과 빨간색은 주황이 빨강과 노란색의 혼합이므로 어미인 빨간색을 공통분모로 하고 있기 때문에 조화가 있다. 마찬가지로 빨강과 보라색은 빨강과 파랑의 혼합색이므로 조화가 되며 보라와 파랑의 조화도 같은 이유로 조화가 잘 되는 색상이다.

실 습

실 습

3) 보색조화

보색조화는 색상환에서 서로 마주 보고 있는 색의 조화 계획이다. 우리가 어떤 물체의 색을 볼 경우 우리 눈은 균형된 조화를 이루기 위해 그 보색을 요구하게 된다. 이러한 생리현상은 같은 색이라도 보색과 배색을 하면 채도가 더 높아져 더욱 선명한 색으로 보이게 한다. 그리하여 보색의 조화 계획은 표현하려는 주색을 더욱 강조하고 싶을 때 혹은 화려함, 강렬함을 표현하고 싶을 때 사용하면 좋은 효과가 있다.

실 습

실 습

(3) 배색과 조화의 느낌

명도, 색상, 채도, 유채색과 무채색, 면적에 따른 배색과 조화의 느낌을 다음 표로 재구성하여 정리하면 다음과 같다.

명도의 배색	명도차 작은 배색	침착한 느낌이나 눈에 잘 띄지 않음 (빨강– 붉은 보라, 청록–초록) • 높은 명도 – 밝고 경쾌함(흰색–노랑–주황) • 중간 명도 – 침착함(녹색–연두–자주) • 낮은 명도 – 무겁고 어둡고 침착함(빨강–파랑–보라–검정)
	명도차 큰 배색	명랑하고 강한 느낌(노랑–남색, 연두–빨강)

(자료: 문은배 저(2005)「색채의 이해와 활용」안그라픽스)

색상의 배색	색상차 작은 배색	우아하고 통일된 느낌이나 눈에 잘 띄지 않음 (주황– 귤색, 연지–자주) • 난색계 – 따뜻하고 활동적(다홍–주황–귤색) • 한색계 –시원하며 조용한 느낌(감청–파랑–바다색)
	색상차 큰 배색	한색과 난색 – 선명한 느낌(노랑–남청)
		보색의 배색 – 선명하고 강함(빨강–청록)

(자료: 문은배 저(2005)「색채의 이해와 활용」안그라픽스)

채도의 배색	채도차 작은 배색	높은 채도 : 순색과 순색끼리는 화려하나 품위가 없음
		낮은 채도 : 탁색끼리는 둔하고 침착, 소박한 느낌
	채도차 큰 배색	강하고 화려함, 밝고 경쾌함

(자료: 문은배 저(2005)「색채의 이해와 활용」안그라픽스)

유채색과 무채색의 배색	무채색끼리 배색	명도 차가 크면 뚜렷하게 눈에 띔
	무채색: 유채색의 배색	명도차가 적당하면 잘 어울린다. 채도차가 크면 강하고 품위있음

(자료: 문은배 저(2005)「색채의 이해와 활용」안그라픽스)

면적에 따른 배색	청색조의 면적이 큰 배색	눈에 잘 띄고 화려함
	탁색조의 면적이 큰 배색	눈에 잘 안 띄나 침착함

(자료: 문은배 저(2005)「색채의 이해와 활용」안그라픽스)

4. 색채 이미지

(1) 색의 연상 · 상징

1) 무채색의 연상언어

흰색	청순, 결백, 신성, 웨딩드레스, 청정
회색	평범, 소극적, 차분, 쓸쓸함, 안정
검은색	밤, 약함, 강함, 신비, 정숙, 슬픔, 불안, 상복, 모던, 장엄함, 공포

(자료: 문은배 저(2005)「색채의 이해와 활용」안그라픽스)

2) 유채색의 연상언어

	밝은색	순색	어두운색
빨간색	행복, 봄, 젊음, 순정	기쁨, 정열, 강렬, 위험	힘, 답답함, 무거움
노란색	미숙, 활발, 소년	황제, 환희, 발전, 노폐	신비, 풍요, 어두움
녹색	온기, 명랑, 기쁨, 평화	희망, 휴식, 위안, 생명	침착, 우수, 심원함
파란색	젊음, 하늘, 천국, 환상	차가움, 영국황실, 이해	위엄, 숙연함, 불안
보라색	귀인, 고풍, 고귀, 우아	고귀, 섬세, 도발, 권력	공포, 불안, 무거움

(자료: 문은배 저(2005)「색채의 이해와 활용」안그라픽스)

(2) 색채이미지

1) 색상에 따른 이미지

① 빨강

빨강은 흥분, 열정, 강렬함, 힘 등의 의미를 내포하고 있으며, 불과 피의 색으로 알려져 있다. 또한 빨강은 공격적인 색으로, 넓은 면적에 사용된 높은 채도의 빨강은 아주 자극적이지만 작은 면적에 사용되면 강조색으로 적합하다. 빨강을 분홍과 같은 옅은 색으로 사용하면 강렬한 이미지가 없어지고 여성스럽고 온화하며 우아한 이미지를 나타내고, 어둡게 사용하면 따뜻한 갈색이 된다.

② 노랑

노랑은 따뜻하고 명랑한 색이며 넓은 면적에 사용하기에도 유용하다. 그러나 지나치게 많이 사용하면 지루하고 진부한 이미지를 주므로 다양한 톤으로 변형하여 사용하는 것이 바람직하다. 노랑은 엷게 사용하면 크림색이나 베이지색이 되어 배경 색으로 사용하기에 적합하고, 어둡게 사용하면 갈색계열이 되어 순색의 특성을 살려주는 보조 색으로 적합하다.

③ 파랑

파랑은 따뜻한 기미를 지니지 않는 한색으로 단순함, 순수함, 진실, 엄숙함 등의 이미지를 나타낸다. 그리고 파랑은 사고, 명상 등을 도와주는 색으로 지적인 활동을 하는 장소에 적합하지만, 때에 따라서는 관료적이고 권위적인 이미지를 나타내기도 한다. 파랑의 환경은 체온을 낮추며, 맥박을 느리게 하고 혈압을 낮추는 등 신체적인 영향에서 빨간 색과 정 반대의 효과를 나타낸다. 파랑을 밝게 사용하면 생생함을 나타내지만, 어둡게 사용하면 가라앉은 느낌을 주어 무겁고 엄숙하며 억압적인 이미지를 나타낸다.

④ 주황

주황은 상업적인 환경의 색으로 자주 사용된다. 주황은 엷게 사용하면 살구색이 되어 부드러운 배경색이 될 수 있다. 주황을 어둡게 사용하면 갈색이 된다. 주황은 우리의 피부색이나 마른 풀, 나무 색과도 잘 어울리며 편안한 이미지를 준다.

⑤ 녹색

녹색은 노랑과 파랑의 이차색으로 노랑의 유쾌한 특성과 파랑의 차분한 특성을 동시에 함축하고 있으므로, 일반적으로 차분하면서도 명랑한 색으로 알려져 있다. 따라서 경쾌한 노랑과 함께 사용하면 안정감을 제공하는 요소로 작용한다. 채도를 낮추고 어둡게 사용하면 위엄과 신뢰감을 증가시켜 준다.

⑥ 흰색

흰색은 위생을 대표하는 색이며 채도가 없기 때문에 순수하고 깨끗함, 단순함 등을 상징하기도 하지만, 채워지지 않고 비어있는 느낌이나 지루함을 주기도 한다. 흰색은 약간의 유채색을 혼합해서 차가운 흰색이나 따뜻한 흰색과 같이 다양한 색으로 변형할 수 있고, 실제로 이러한 색들은 배경 색으로도 매우 선호되고 있다.

⑦ 검정

검정은 강력함, 심각함, 엄숙함, 격식 등을 의미하는 강한 색이다. 검정도 흰색과 마찬가지로 비어있는 느낌을 주기는 하지만, 흰색보다 무겁고 칙칙하다. 또한, 검정은 좌절이나 두려움, 죽음과 같은 부정적인 이미지와도 관계가 있다. 검정과 흰색을 함께 사용하면 명암 대비가 강하여 날카롭고 강렬한 인상을 준다. 검정에 약간의 유채색을 혼합하면 따뜻한 느낌이나 차가운 느낌을 줄 수가 있다.

⑧ 갈색

갈색은 나무의 순박함, 가정이나 농장의 안락함, 벽돌이나 돌과 같은 천연 재료의 편안한 이미지를 준다. 갈색에는 따뜻한 이미지가 있다. 갈색은 위엄있고 차분한 공간 계획에 자주 사용되지만, 생생한 다른 톤과 함께 사용하지 않으면 침체되고 단조로운 계획이 될 수도 있다. 이러한 일반적인 색채가 주는 심리적인 효과를 바탕으로 공간별 위치에 따라 색채는 다른 심리적 효과를 유발시킬 수 있다. 같은 색이라도 바닥에 사용될 때와 천장에 사용될 때는 전혀 다른 반응을 줄 수 있다.

2) 톤(tone)에 따른 이미지

① 화려한 톤

순색과 순색에 가까운 강한 톤은 화려한 이미지를 갖는데 화려한 톤에 흰색이 약간 첨가되면 즐겁고 명랑한 느낌을 주며 천진한 느낌이나 원초적인 이미지를 준다.

- V(vivid)톤은 선명하며 강력하고 생생한 이미지이다.
- S(stong)톤은 충실, 튼튼하며 실용적인 이미지를 불러일으키는 색이다.

② 차분한 톤

회색조의 차분한 톤은 편안하고 친근감이 있다. 눈에 띄거나 두드러진 색조는 아니지만 질감이 섬세한 느낌이나 조명의 음영에 의한 효과를 낼 수 있다. 또 차분한 톤은 순색이 지닌 강렬함이 중화되었기 때문에 수수하고 소박하며 안정감 있는 이미지를 갖는다.

- Lgr(Light grayish)톤이나 L(Light)톤은 인테리어의 벽 장식재의 색으로 사용되는 경우가 많으며 Cr(Grayish)톤이나 Dl(Dull)톤은 바닥재로 이용된다.
- 이들 낮은 채도의 톤은 온화하며 평온함이 있는 이미지 표현으로 주택이나 빌딩 건축의 기초가 되는 톤으로 중요한 것이다.

③ 밝은 톤

부드러운 명청색으로 연한 색, 파스텔 색, 가벼운 색 등은 시원함, 밝음, 가벼운, 부드러운 이미지를 갖는다. 밝은 톤은 여성적이고 부드러움을 주며 섬세한 느낌을 준다. 특히 단색의 가벼운 톤은 달콤하고 꿈같은 낭만적인 이미지를 지닌다.

- Vp(Very pale)톤은 오프 화이트인 담색으로 가장 부드러운 색조이며 환상적인 깨끗한 이미지이다.
- B(Bright)톤은 밝은 화려함을 갖고 보석의 빛을 닮은 색조로 어린아이 같은 순진 무구함과 행복감, 건강함이 넘치는 색조이다.

④ 어두운 톤

검정이나 짙은 회색이 혼합된 어두운 톤은 강하지만 무겁고 엄숙하며, 남성적이고 성숙한 이미지를 갖는 색이다. 그리고 보수적인, 깊은, 신중한, 사려 깊은, 중후한 느낌을 주기도 한다.

- Dp(Deep)톤은 짙은 색으로 원숙하고 깊이 있는 멋진 영국 취향의 이미지가 있다.
- Dk(Dark)톤은 튼튼하고 정리된 이미지로 고전적이며 중후한 클래식 이미지이다. 고딕 양식 등은 이 색조가 대표적일 것이다.
- Dgr(Dark grayish)톤은 흑색에 가까운 오프 블랙으로 엄숙한 의식적인 이미지를 가진다.

⑤ 무채색 톤

무채색인 흰색과 검정색이 혼합되면 다양한 톤의 회색이 전개되는데 흰색과 검정색을 포함한 회색 톤의 밝은, 중간, 어두운 회색으로 나누어진다. 회색 톤은 전체적으로 무겁고, 차가운 느낌을 주지만, 자연에서 발견되는 회색 톤에는 따뜻함을 느끼게 하는 경우가 많이 있다. 회색 톤에는 색상이 없기 때문에 명암의 정도가 두드러지게 나타난다. 흰색과 검정색과 같이 명암의 대비가 현저할 경우에는 날카롭고 강렬하고 명확한 이미지를 느끼게 한다. 검정색은 모든 색파장을 흡수하기 때문에 풍부함, 호화로운, 정식적인 이미지를 나타내기도 한다.

3) 배색에 따른 이미지

① 고전적 이미지

현대인에게 선호되는 이미지 중의 하나로 보수적이며 품격이 높고, 고상하며 중후한 느낌이 있다. 이 이미지에는 시대를 초월한 가치와 보편성을 포함하는데 고대 그리스 로마시대의 스타일과 예술이 여기에 해당하며, 바로크스타일과 18~19세기 초에 걸친 신고전주의 양식을 포함한다. 즉, 옛 유럽 전통의 바탕 아래에서 형식적인 양식을 토대로 한 이미지라 할 수 있다. 색채는 어두운 색조를 주로 하여 마음에 풍요로움과 따뜻함을 주고 갈색 계통을 중심으로 베이지, 자주, 진녹색 등 중후하고 격조 있는 색을 주로 사용한다.

② 우아한 이미지

고전적인 엄격한 질서미를 추구하면서도 비교적 간결하며, 가볍고 온화한 느낌을 준다. 색채는 주로 차분한 색조의 주조색과 약간 어두운 색의 보조색을 사용하면 효과적이다.

③ 로맨틱한 이미지

여성스러운 부드러움과 우아함, 귀엽고 사랑스러운 이미지로서 '꿈꾸는, 공상적인, 낭만적인' 의미로 어딘지 모르게 감미로운 분위기를 표현한다. 햇살이 가득한 한 여름에 우아한 꽃들로 가득한 모습과 6월의 추억을 연상시키기도 한다. 색채는 주로 가볍고 감미로운 느낌을 주는 색상을 중심으로 하며 로맨틱 이미지의 대표적인 색으로는 핑크가 있다.

④ 모던한 이미지

장식성과 복잡성을 배제하고 단순하고 순수함을 추구하는 이미지로, 수직선과 수평선과 직선의 기하학적인 곡선이나 원 등으로 나타난다. 모던한 이미지를 나타내는 색채는 회색과 검정색, 단순한 강조색으로는 빨강이나 파랑 등의 순색을 사용한다.

⑤ 캐주얼한 이미지

자유분방함과 활동적이고 역동적인 이미지를 내포하고 있으며, 밝고 명랑한 느낌을 주어 젊음을 상징하기도 한다. 색채 표현은 강렬하고 화려한 색상과 밝은 색조를 사용하며 억제된 느낌 없이 감정을 자유롭게 표현한다.

⑥ 내추럴한 이미지

자연을 가장 많이 닮은 자연스런 이미지라고 말할 수 있다. 즉, 자연을 포옹하고 있는 온화함과 정다운 모습이 반영된 이미지로서 꾸미지 않은 자연 그대로의 순수한 아름다움을 말한다. 색채는 주로 소재가 지닌 본래의 자연스러운 색을 기본으로 하여 소박하고 편안함을 느끼게 하는 색이 주조색이 되고 베이지와 아이보리, 녹색의 조화로 자연스러운 느낌을 더한다. 최근에는 웰빙과 색채로 내추럴한 이미지가 많이 사용되고 있다.

배색에 따른 이미지 실습

배색에 따른 이미지 실습

5. 색채의 효과

(1) 색채의 감정 효과

1) 따뜻함과 차가움

온도감을 주는 색 중에는 따뜻한 감을 주는 색과 차가운 감을 주는 색이 존재하고, 전자를 난색, 후자를 한색이라고 한다.

온도감은 색상에 의한 효과가 극히 강한데 저채도, 저명도는 찬 느낌이 강하고, 무채색의 경우 저명도는 따뜻한 느낌을 주고, 고명도는 차가운 느낌을 준다. 무채색으로서는 백, 흑, 회색이 있으며, 단독으로는 중성적 성격을 지니고 있지만 다른 유채색과 함께 배색으로 처리되면 유채색의 감정을 강조시키는 경우가 많다.

2) 흥분과 진정

밝고 선명한 색의 스포츠 웨어를 입으면 원기 왕성하게 활발한 걸음으로 산과 들로 나아가고 싶고 은은하고 가라앉은 색조의 실내에서 장중한 음악을 들으면 기분은 안정되고 하루의 피로가 풀릴 것이다. 이러한 현상처럼 색채는 우리들의 마음과 몸을 흥분시키기도 하고 진정시키기도 하는 작용이 있다는 것을 알 수 있다.

이와 같은 색채의 흥분, 진정감은 또한 색상의 한난감과 연관되어 적색, 황색 등 난색계통의 색상은 흥분감을 주는데, 이들 색채가 몸 전체에 걸친 기능적 촉진작용에 미쳐 맥박을 증진시키고, 내분비 작용을 활발하게 해주기 때문이다.

3) 거리 · 면적

한난감 외에도 색채에 따라 거리나 면적이 다르게 느껴진다. 즉, 진출 · 후퇴와 같은 성질은 감정적인 반응과 직접 관여하는 것이 아니나 색상이 관련이 깊다(김용훈, 1987). 색의 위치적 성질로서 앞으로 튀어나올 듯한 느낌을 주는 색을 진출색이라 하며, 뒤로 물러나는 듯한 느낌을 주는 색이 후퇴색이다. 이러한 진출, 후퇴성은 색채의 팽창, 수축성과 같은 면적적 성질과 관계가 있다. 면적적 성질과 관계하여 어떤 색의 면적이 실제의 면적보다 크게 느껴질 때의 색이 팽창색이며, 그 반대의 경우가 수축색이다(박은주, 1995). 즉, 적색등의 따뜻한 색은 팽창색이며 청색 등의 차가운 색을 후퇴색이라 한다.

4) 딱딱함과 부드러움

명도에 의한 무게감과 채도에 의한 강약감은 복합적으로 작용할 때 경연감을 지닌다. 다시 말해서 어떤 물체가 딱딱한 느낌을 주든지, 아니면 부드러운 느낌을 줄 때가 있는데, 이때의 색채작용은 명도와 채도가 함께 작용한다. 경연감은 색상도 작용하는 편이지만 대체로 톤이 중시되는 편이다. 색상으로는 난색계열, 톤으로는 pale, light, dull, grayish, 흰색이 많이 섞인 색들은 부드러운 느낌을 주고, 한색계열, strong, deep, dark, grayish 등은 딱딱한 느낌을 준다.

5) 기쁨과 슬픔

사람의 감정은 개인차가 있다. 동일한 현상이라도 사람에 따라 느끼는 방식이 다르고, 때와 장소에 따라 다르게 느낀다. 따라서 표현이라는 것은 절대적이지 않다. 하지만, 표준화 할 수는 있다. 그 표준화가 색에 대한 감정 표현이다. 기쁨과 슬픔도 상대적인 것이다. 기쁨은 주로 난색계의 색을 중심으로 한 배색, 슬픔은 한색계를 중심으로 한 배색으로 각각 표현되는 경우가 많다. 밝은 색이 기쁨을 크게 느끼게 하고, 어두운 색은 슬픔을 느끼게 한다.

(2) 색의 공감각적 효과

1) 색과 맛

색에는 맛을 느끼게 하는 특성이 있다. 사람들은 음식의 맛을 색과 함께 연동하여 느낀다. 따라서 음식의 색을 보고 시식하기도 전에 색만을 보고 그 맛의 느낌을 알 수 있다. 난색계열 색의 음식이 단맛, 신맛 등 미각을 자극하는 반면, 한색계열의 색의 음식은 쓴맛, 짠맛과 관계가 있다.

2) 색과 냄새

산호색, 플라밍고 색과 호박색들은 유쾌한 맛과 연관되어 있다. 핑크, 라벤더, 희미한 노랑 그리고 녹색과 같은 색들은 기분 좋은 냄새와 연관되어 있다.

오렌지색에서 오렌지에서 나타나는 톡 쏘는 듯한 상큼한 냄새, 녹색에서는 싱그러운 짙은 풀냄새, 그리고 아카시아꽃색과 호박꽃색에서는 5월의 향기가 난다. 따라서 좋은 냄새가 맑고 순수한 고명도의 색이며, 나쁜 냄새의 색은 어둡고 흐린 난색계이고, 짙은 냄새로 미각을 느끼게 하는 색은 코코아색, 포도주색, 올리브 그린이다.

3) 색과 소리

하인트 베르너와 같은 게슈탈트 심리학자에 의해서 소리가 색의 지각에 영향을 미친다는 것이 알려졌다. 크라코프, 알렌과 슈바르츠는 큰 소음, 강한 냄새와 강한 맛으로 인해 빨강보다 녹색에서 더욱 민감하게 반응을 보임을 알아냈다.

뉴톤은 스펙트럼에서 발견한 색상 즉, 빨강(도), 주황(레), 노랑(미), 초록(파), 파랑(솔), 남색(라), 보라(시)로 연관시켜 놓았다. 여기에서 소리의 명도로 높은 음은 밝고 강한 채도의 색을 느끼게 하며, 밝고 선명한 색은 예리한 음을 낮은 소리는 어두운 음을, 둔한색과 회색에서는 불협화음, 거칠은 색은 째즈에서 마찰음을 느끼게 한다.

음의 색채 연상

구분	색상	구분	색상	구분	색상
속삭임	진주색	펄럭임	파랑색	바람소리	초록색
파이프 오르간소리	노란색	금관악기	주황색	플루트	청색

(자료: 프랑크 만케(2002), 색채 환경, 그리고 인간의 반응, 국제, p.73)

6. 색채 심리

(1) 색채 심리의 정의

첫 번째 개념은 응용된 혹은 실제적인 색채 심리이다.

보통 마케팅이나 건축 환경 디자인에서 적용될 수 있는 개념이다. 색채 심리적 효과들은 시각적 분위기를 조성하기 위해 미리 결정된다. 이 시각적 분위기는 마케팅 뿐만 아니라, 색 근무자의 심리적, 생리적 측면 그리고 행복의 측면에 도움을 주게 될 것이다.

두 번째 개념은 심리 자체에 있어서 색의 사용과 관련되어 있다. 다양한 심리 진단용 색 테스트를 포함한다. 대체로 심리진단 색 테스트는 예능 심리치료 등에서 개인의 색 사용을 심리 진단적으로 해석한다든지 개인의 특성, 개성들을 조사하는 데 이용된다. 또한 심리치료에 있어서 유용한 도구로서의 색을 이용하는 어떠한 활동도 포함시킨다.

(2) 색채에 따른 성격 및 심리

1) 색채 캐릭터 코드

① 빨강(RED)

빨강 캐릭터 코드의 사람에게는 힘이 가장 중요한 동기이다. 이들은 일의 생산성을 중시하고 사람들에게 좋은 인상을 주고 싶어 한다. 즉, 빨강 캐릭터 코드를 가진 사람들은 자신의 마음대로 하기를 원한다. 예를 들어, 그들은 조수석보다는 운전석에 앉기를 원하고 리더가 되고 싶어 하는 성향을 가지고 있다. 빨강 캐릭터 코드의 사람들은 직장에서나 학교 혹은 개인적 친분관계 있어서 자신이 무엇을 얻을 수 있는지에 관해 관심이 많고 자신이 관심이 없는 일을 하려고 하지 않는다. 또한 빨강은 종종 일중독 성향을 보이기도 한다. 그들은 자신의 생각이나 지식에 다른 사람들이 동의해주기를 원한다. 그리고 빨강 캐릭터 코드의 사람들은 사랑받기보다는 존경받기를 원한다. 즉, 자신이 논리적이고 책임감이 강하고 실리적인 이유로 존경받기를 원한다. 빨강 캐릭터 코드의 성격의 특성은 다음과 같다.

- 활동적인, 생산적인
- 통찰력 있는
- 이기적인, 영향을 받지 않는
- 비판적인, 요구하는
- 불안정한
- 경쟁적인, 대담한
- 고집이 센, 독단적인
- 유능한, 자기 의존적인
- 참을성 없는
- 계산적인, 교묘한

② 파랑(BLUE)

파랑 캐릭터 코드를 갖는 사람들은 친밀함을 중요하게 여긴다. 즉, 다른 사람과 친근한 관계를 만들려고 노력한다. 그들은 친구에게 헌신하는 경향을 가지고 있으며 봉사하는 것을 좋아하고 다른 사람으로부터 이해받기를 원한다. 파랑 캐릭터코드의 사람들은 특히 다른 성격에 비해 많은 사람들에게 호감을 주고 조절하기 가장 쉬운 성격이다. 그들의 코드의 규범은 강력하고, 다른 사람들이 정직하고 헌신하면서 살기를 원한다. 또한 그들은 의미있는 순간에 대화하며 함께 있는 것을 좋아하고 특히 생일이나 기념일을 함께 하기를 원한다. 파랑 캐릭터 코드 사람들은 진지하며 업무 중심적이고 인정이 많고 감정적이다. 파랑 캐릭터 코드를 나타내는 성격의 특성은 다음과 같다.

- 민감한, 존경받는
- 성실한, 헌신적인
- 완벽주의자의
- 지나치게 요구하는
- 자기 희생적인, 봉사하는
- 용서하지 않는, 화를 잘 내는
- 걱정하는, 죄의식이 있는
- 사교적인, 진실

③ 노랑(YELLOW)

노랑 캐릭터 코드를 갖는 사람들은 재미 또는 즐거움을 중요하게 생각한다. 그들은 인생을 파티의 주인처럼 삶을 즐긴다. 노는 것을 좋아하며 구속받기 싫어하며 의존하는 것 또한 싫어한다. 노랑 캐릭터 코드의 사람들은 즉각적인 즐거움을 찾으며 존경받고 칭찬받는 것이 필요하다. 그들은 조심성이 없지만 아주 민감하며 다른 사람의 성격에도 주의를 기울인다. 노랑 캐릭터 코드에게는 사회적으로 좋게 보이는 것은 중요하며 우정은 중요한 가치를 갖는다. 그들은 재미있고 수다스럽고 실증을 잘 느끼며 모험을 즐긴다. 친구를 사귈 때도 자신과 비슷한 성향을 가진 사람을 사귀고 인생에서 지겨운 일, 예를 들어 일을 하는 것을 거부하는 경향이 있다. 그들은 매일 현재의 긴장감을 즐긴다. 노랑 캐릭터 코드의 성격의 특징은 다음과 같다.

- 행복한, 재미있는
- 자기중심적인
- 책임감이 없는
- 열렬한, 조심성이 없는
- 명랑한
- 불완전한
- 카리스마 있는, 인기 있는
- 순진한, 잘 믿는
- 수다스러운

④ 흰색(WHITE)

흰색 캐릭터 코드를 갖는 사람들은 평화에 자극을 받으며 독립을 원하고 친절함을 요구한다. 그들은 어떠한 경우라도 충돌하는 것을 싫어한다. 그러나 자신에게 무례하게 대하는 사람에게는 조용하게 반대한다. 흰색 캐릭터 코드의 사람들은 친절한 사람을 존경하며 적대감을 가지거나 말로 따지는 사람은 피한다. 구속받는 것을 싫어하고 자신 혼자 스스로 행동하는 것을 즐긴다. 다른 사람에게 묻는 경우가 드물며 구속받는 것을 싫어한다. 그들은 자신의 감정을 드러내지 않

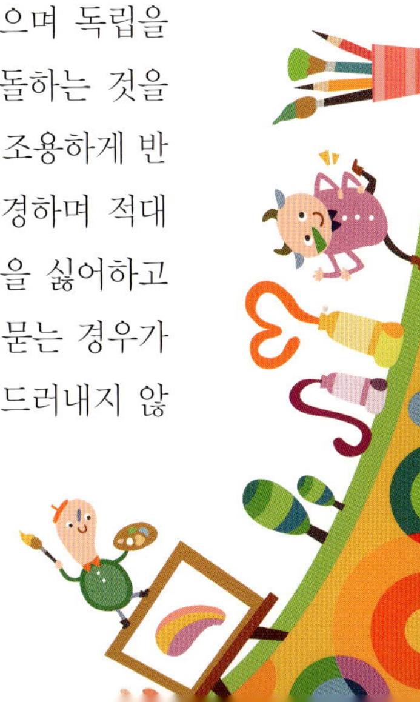

기 때문에 다른 성격보다 강한 성향을 가지고 있다.

흰색 캐릭터 코드의 사람들은 친절하고 참을성이 있으며 다른 사람의 의견을 수용한다. 그러나 결단력이 없고 금방 싫증을 내며 고집이 센 편이다. 하양 캐릭터 코드의 성격의 특징은 다음과 같다.

- 평화로운, 절충적인
- 논쟁하지 않는
- 불확실한, 의존적인
- 참을성이 있는
- 민감한
- 다른 사람과 잘 어울리는
- 비생산적인, 상상하는
- 방향성 없는
- 수용하는
- 지루한, 게으른
- 소심한, 불확실한
- 친절한, 온화한
- 목적의식 없는, 우유부단한
- 조용한, 고집이 센

2) 그 외 색채의 성격 · 심리 분석

빨강, 파랑, 노랑, 흰색 외 색채의 성격 · 심리 분석은 박영수 저(2003) 「색채의 상징 색채의 심리」의 '성격과 색채'의 내용을 담아보았다.

① 초록색을 좋아하는 사람의 성격과 심리

녹색을 좋아하는 사람은 균형이 잘 이루어져 사려가 깊다. 편견이 적고 민주적인 견해를 갖고 있으며 보수적 기질도 있다. 성실하며 솔직하고 도덕심이 강해 예의바른 행동을 한다. 그러나 예술적이고 섬세한 감정이 부족하며, 논리적 · 체계적 이해를 선호한다. 취미가 별로 없어 사람을 사귀는 데 서툴지만, 상상력이 풍부하다.

지나치게 녹색을 좋아한다면 심리적으로 불안한 상태에 있음을 의미한다. 회색빛을 띤 녹색을 좋아하는 사람은 허위와 기만, 연하고 선명한 녹색을 좋아하는 사람은 동정과 연민의 상태에 있음을 나타낸다. 반면 극단적으로 초록색을 싫어하는 사람은 고독에 파묻힌 심리 상태를 나타낸다.

② 검은색을 좋아하는 사람의 성격과 심리

검은색을 좋아하는 사람은 위엄과 권위를 추구하는 경향이 있으므로 협조성이 부족하고 고독감에 빠지기 쉽다. 또한 특정 관념과 원리에 집착하기 쉬우며, 적개심을 타인에게 발산하는 경향이 있다. 뿐만 아니라 솔직하지 못하고, 명랑한 기분을 조절하는 능력이 부족해서 사람들에게 그리 인기를 끌지 못한다.

지나치게 검은색을 좋아하는 사람은 심리적으로 절망해 있거나 몹시 우울한 상태에 있음을 의미하며, 동시에 마음속에서 자기비하와 자존심이 갈등을 일으키고 있음을 뜻한다.

검은색을 지나치게 좋아하는 여성은 남성에 대한 의타심이 매우 강한 심리상태임을 나타낸다.

③ 보라색을 좋아하는 사람의 성격과 심리

보라색을 좋아하는 사람은 신비함을 좋아한다. 천성적으로 직관력이 좋으며, 예술적 재능이 있고 천재도 많다. 일반적으로 보라색을 좋아하는 사람은 두 가지 유형으로 나뉜다. 수줍음이 많아 세상을 등지고 조용히 사는 유형과 지도자적 역할에 만족을 느껴 위엄과 품위를 지키며 사는 유형이 그것이다.

사색에 잠기길 좋아하며 철학에도 관심이 많다. 그러나 삶을 헤쳐나가는 적극성은 매우 부족하다. 자신의 환경에 불만이 많으나 이를 극복하기 위한 노력이 부족해서 대체로 현실에 불만이 많으며, 윗사람에게는 순종하면서 아랫사람에게는 거만한 자세로 군림하려는 이중인격적인 면이 강하다.

④ 자주색을 좋아하는 사람의 성격과 심리

자주색은 예술가 · 신비주의자 등 내성적 성격의 사람들이 좋아한다. 재능이 풍부한 사람이지만 세상을 혐오하며 히스테리 기질이 잠재해 있다. 협조성이 없고 고독감에 빠지기 쉽다. 특정의 관념과 원리에 집착하기 쉽다. 자기비하와 자존심이 마음속에서 갈등을 일으킨다. 정서적으로 불안정하다. 불안이 심한 사람에게 많은데, 심하면 정신질환을 의심할 필요가 있다.

⑤ 회색을 좋아하는 사람의 성격

회색을 좋아하는 사람들은 대체로 결단성이 부족하고, 우유부단하고 활기가 부족한 그런 정신 상태를 나타낸다. 한편으로는 신중하고 성실하며 늘 남에게 도움을 주고 싶어 하는 성격을 지니고 있다. 그러나 자립심과 패기가 부족하며, 유혹 · 암시에 빠지기 쉽다.

정상인들이 회색을 선호하는 경우가 드물고, 정신질환이 있는 사람들이 때때로 선호한다. 극단적으로 회색을 좋아하는 사람은 절망 · 공포의 감정에 빠져있음을 의미한다.

반대로 회색을 싫어하는 사람은 자신의 평범한 감정에 질려 있는 경우다. 쾌락주의자들은 대개 회색을 좋아하지 않는다.

한편, 회색은 사람들이 별로 매력을 느끼지 못하면서도 현대인의 의복에는 많이 활용되는 색이며, 어떤 사람이 입어도 무난한 색이다. 복장의 회색은 특히 파란색 · 붉은색과 잘 어울린다. 차분하면서도 소극적 분위기를 연출하고 싶을 때 입으면 좋다.

PART 03

구강보건 교육매체 제작물

1. 대상을 선정한다.
2. 주제를 정한다.
3. 자료수집, 요약, 정리
4. 레이아웃
5. 색 지정, 재료 연구 및 제작
6. 작품 사진(결과물)

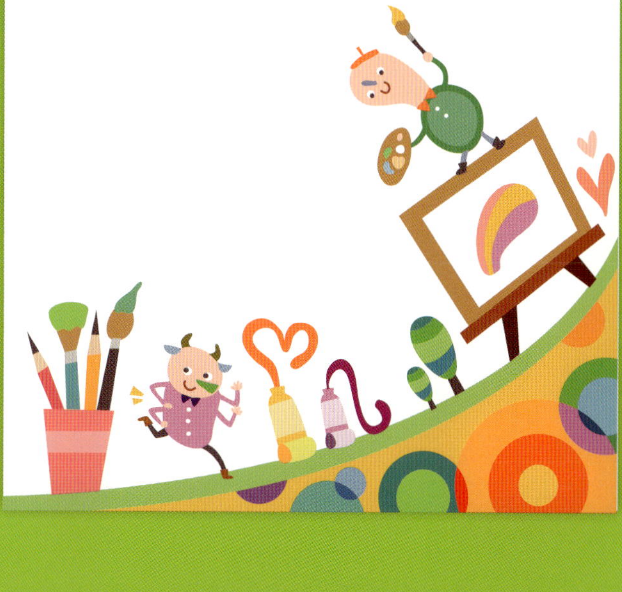

구강보건교육 매체제작 실습

구강보건교육 매체제작 실습

구강보건매체제작물 예시작품

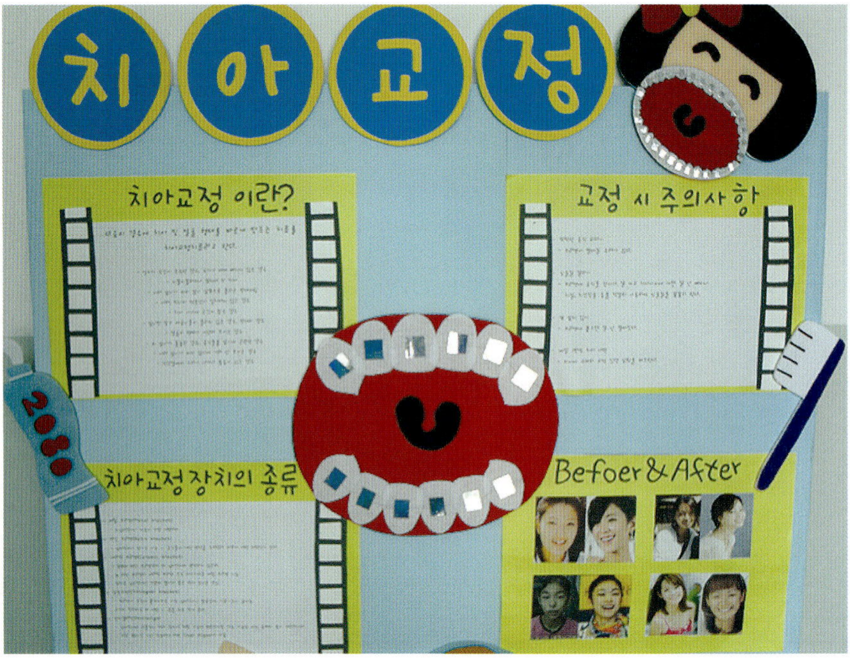

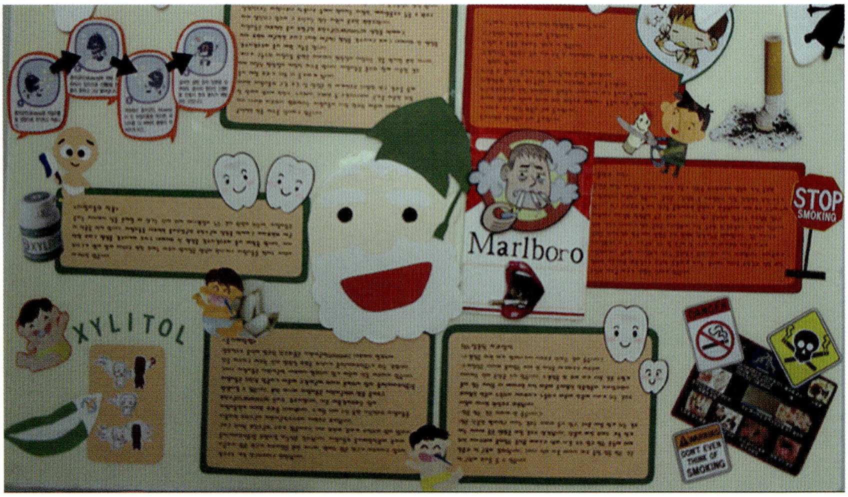

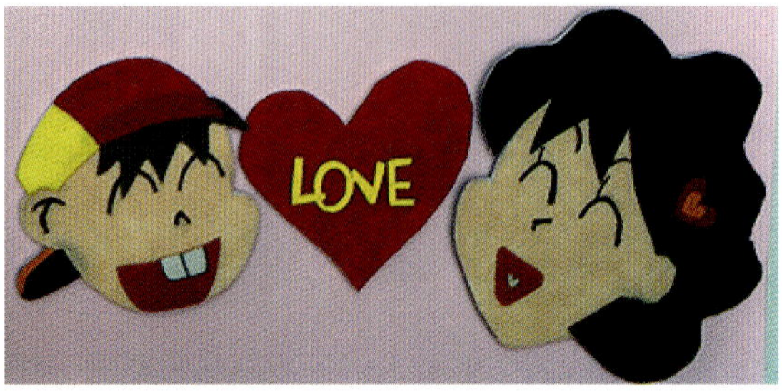

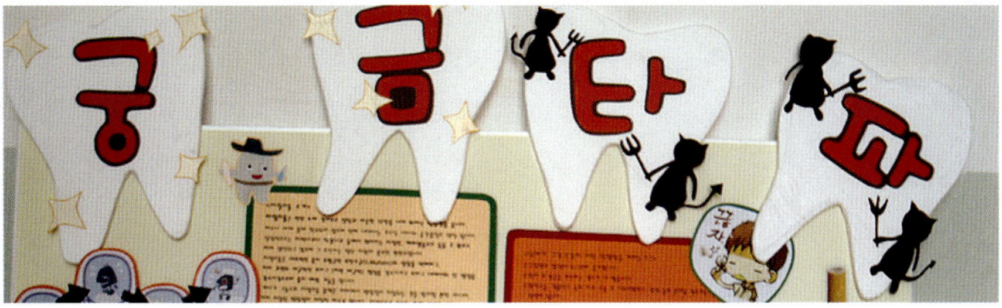
궁
금
타
파

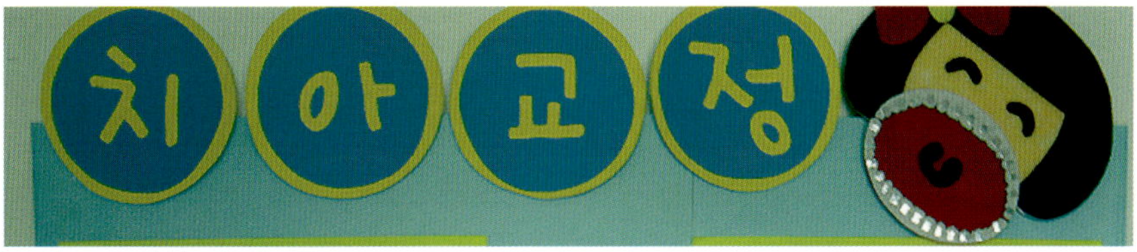
치
아
교
정

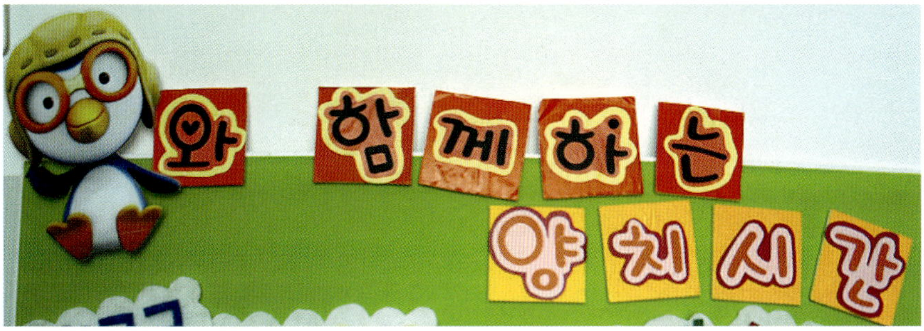
와 함께하는
양치시간

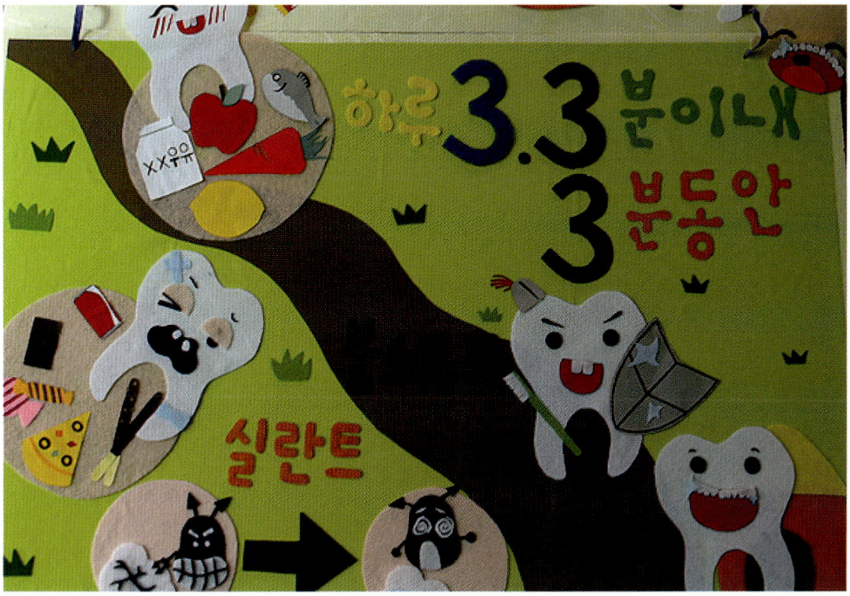
하루 3.3 분이내
3 분동안
XX우유
실란트

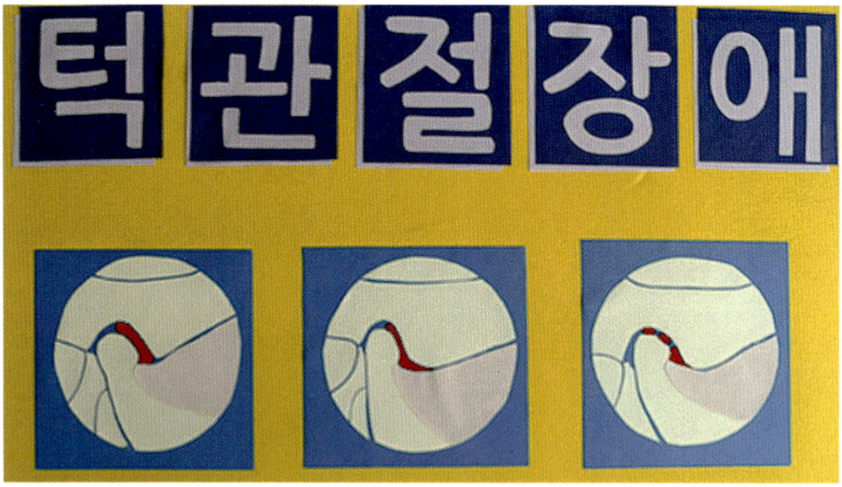
턱관절장애

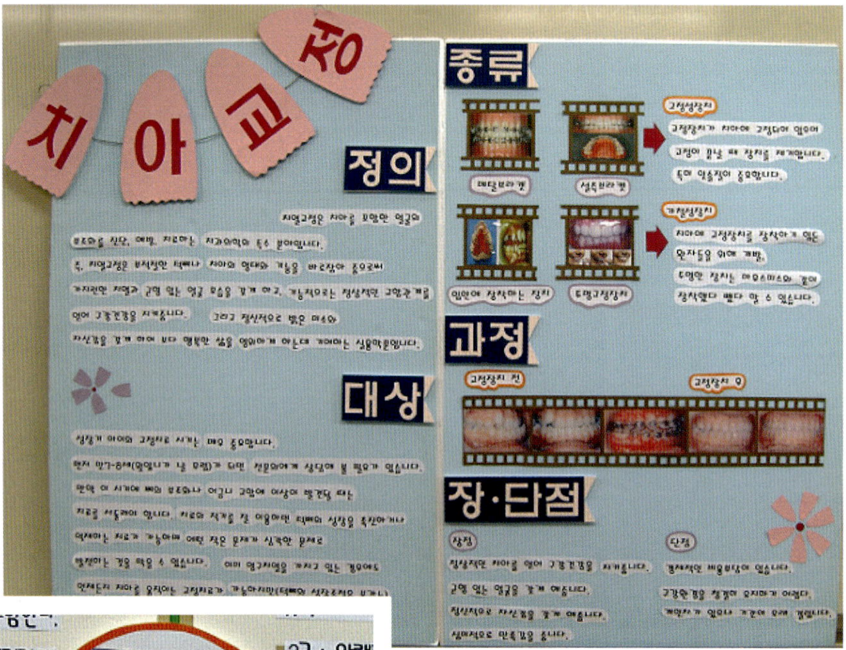
치아교정
정의
대상
종류
과정
장·단점

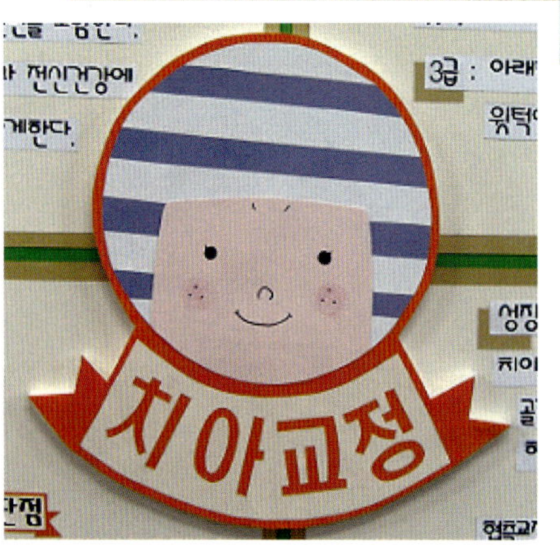
치아교정

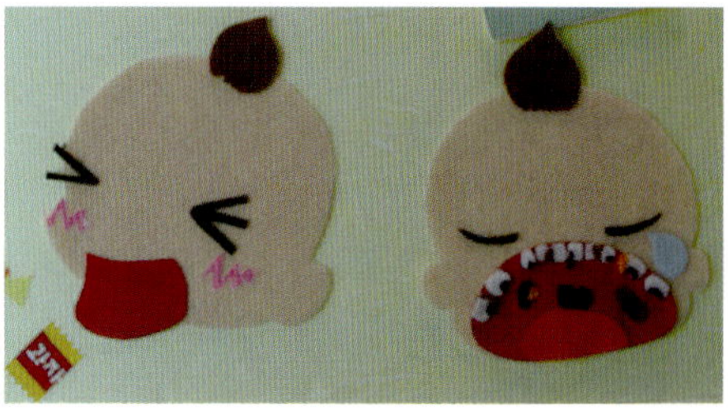

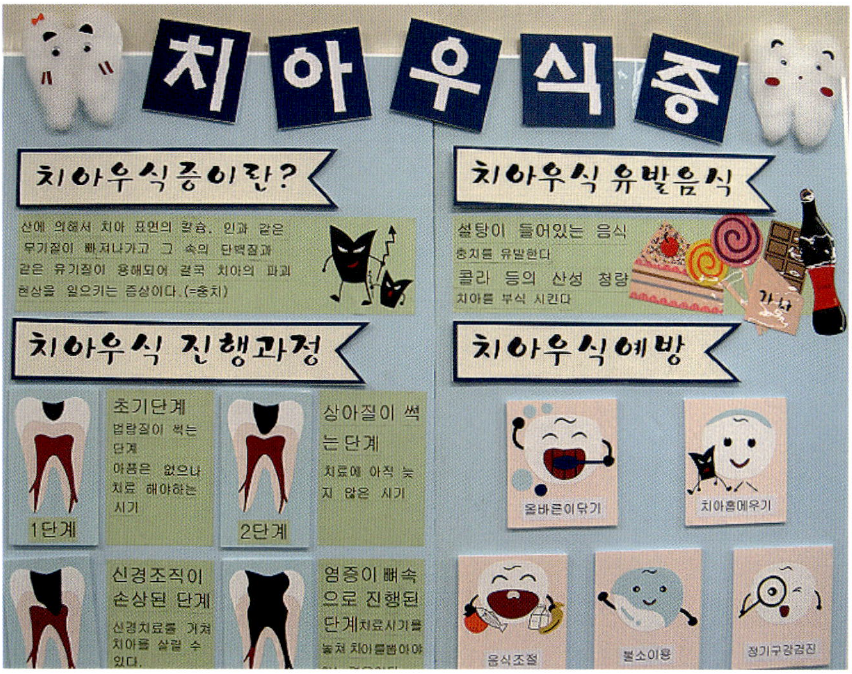
치아우식증
치아우식증이란?
산에 의해서 치아 표면의 칼슘, 인과 같은 무기질이 빠져나가고 그 속의 단백질과 같은 유기질이 용해되어 결국 치아의 파괴 현상을 일으키는 증상이다.(=충치)
치아우식 유발음식
설탕이 들어있는 음식
충치를 유발한다
콜라 등의 산성 청량
치아를 부식 시킨다
치아우식 진행과정
1단계
초기단계
법랑질이 썩는 단계
아픔은 없으나 치료 해야하는 시기
2단계
상아질이 썩는 단계
치료에 아직 늦지 않은 시기
신경조직이 손상된 단계
신경치료를 거쳐 치아를 살릴 수 있다.
염증이 뼈속으로 진행된 단계
치아우식예방
올바른이닦기
치아홈메우기
음식조절
불소이용
정기구강검진

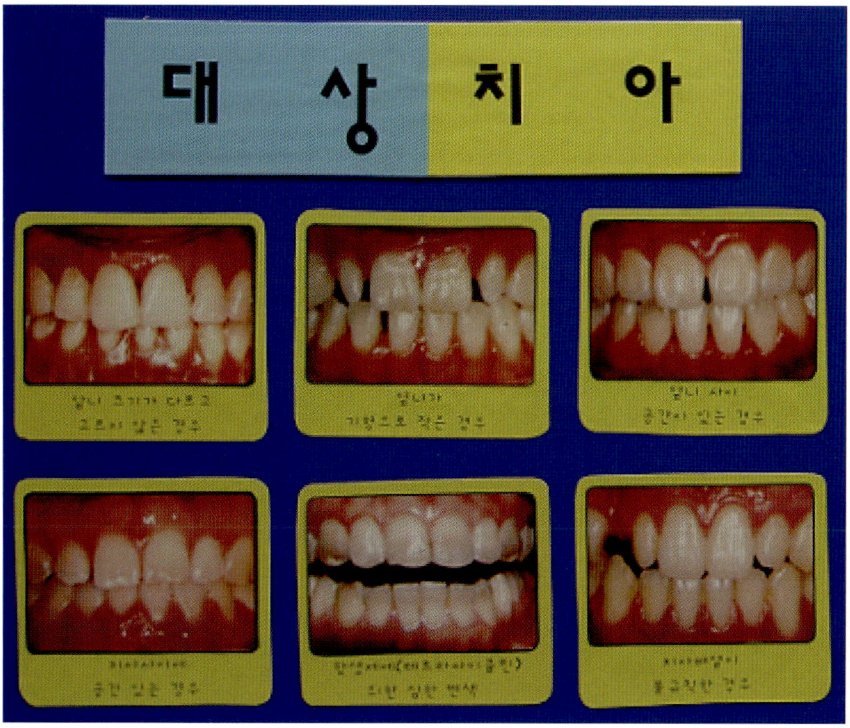
대상치아

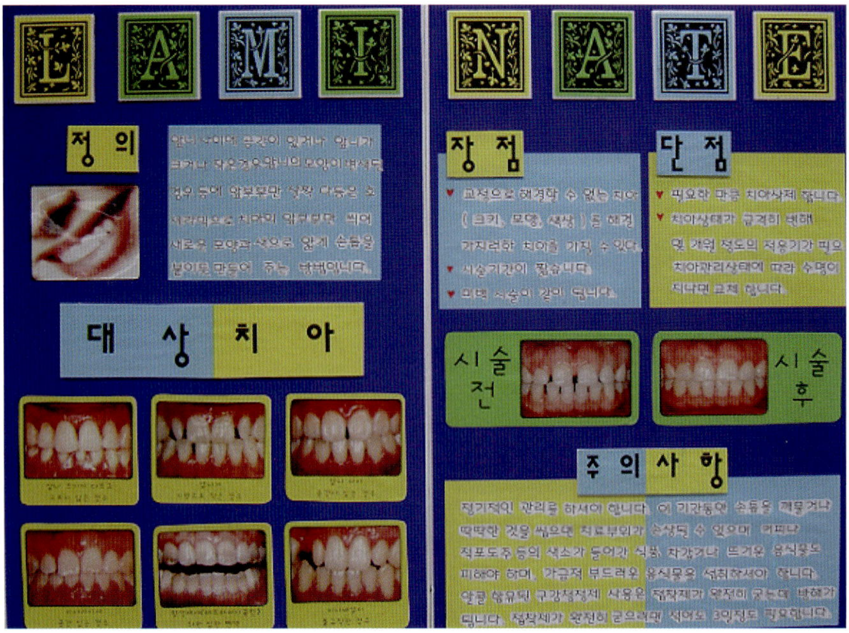
LAMINATE
정의
장점
단점
대상치아
시술 전
시술 후
주의사항

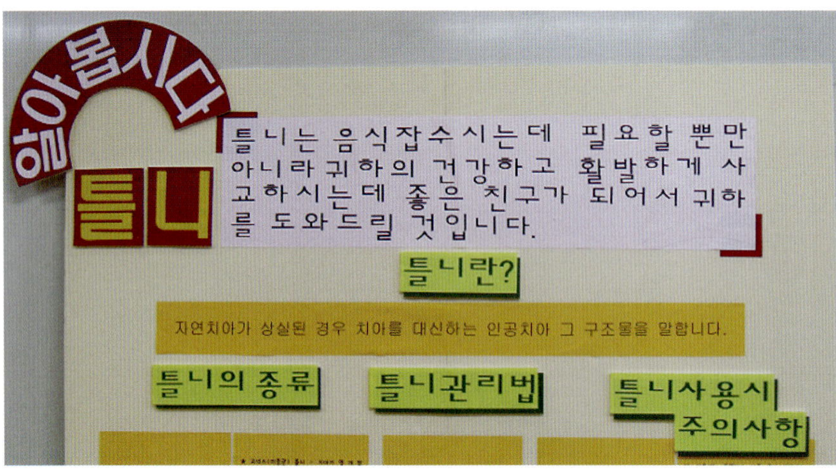
알아봅시다
틀니
틀니는 음식잡수시는데 필요할 뿐만 아니라 귀하의 건강하고 활발하게 사교하시는데 좋은 친구가 되어서 귀하를 도와드릴 것입니다.
틀니란?
자연치아가 상실된 경우 치아를 대신하는 인공치아 그 구조물을 말합니다.
틀니의 종류
틀니관리법
틀니사용시 주의사항

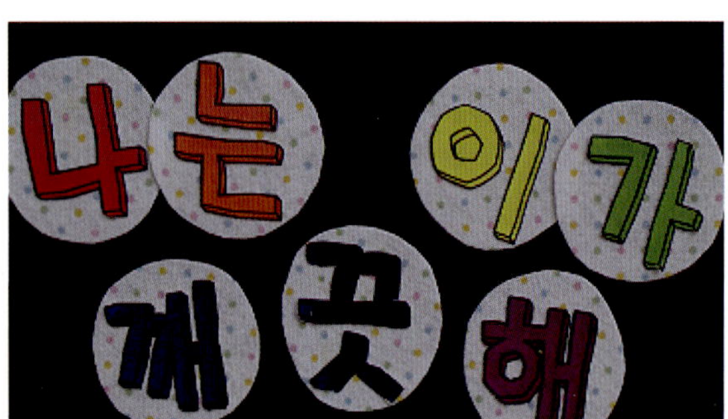
나는 이가 깨끗해

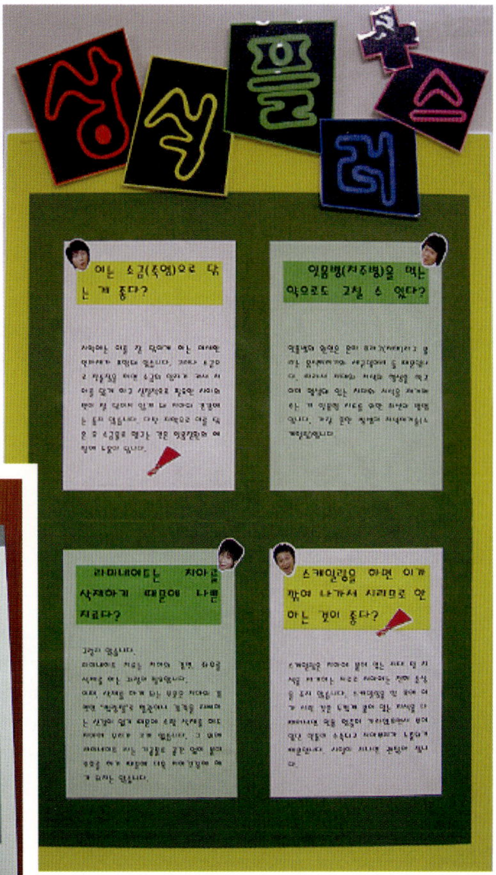
상식플러스
이는 소금(죽염)으로 닦는 게 좋다?
잇몸병(치주병)을 먹는 약으로도 고칠 수 있다?
라미네이트는 치아를 삭제하기 때문에 나쁜 치료다?
스케일링을 하면 이가 깎여 나가서 시리므로 안 하는 것이 좋다?

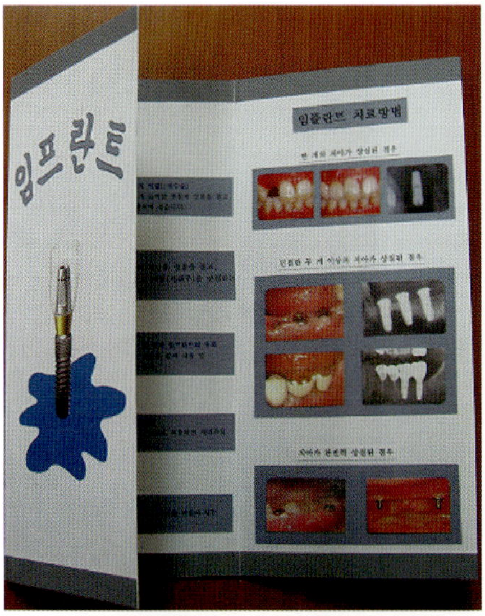
임프란트
임플란트 치료방법

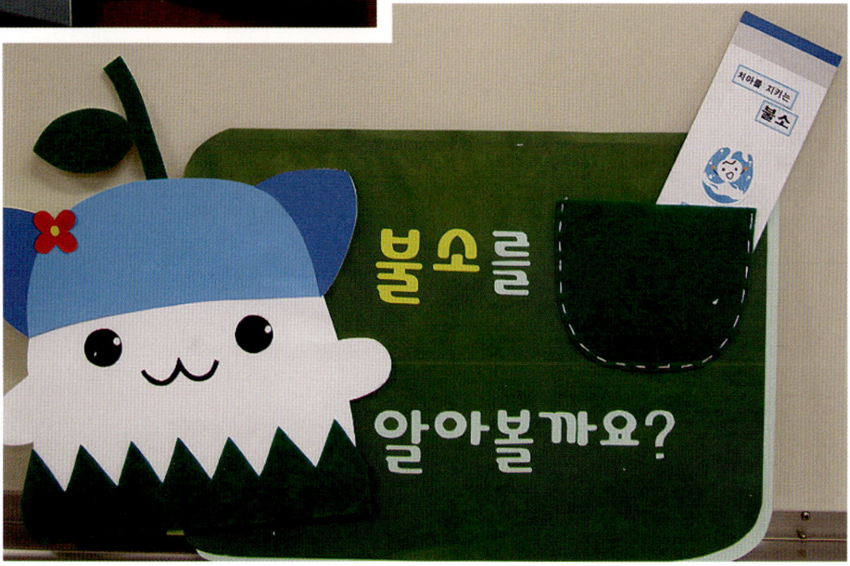
치아를 지키는
불소
불소를
알아볼까요?

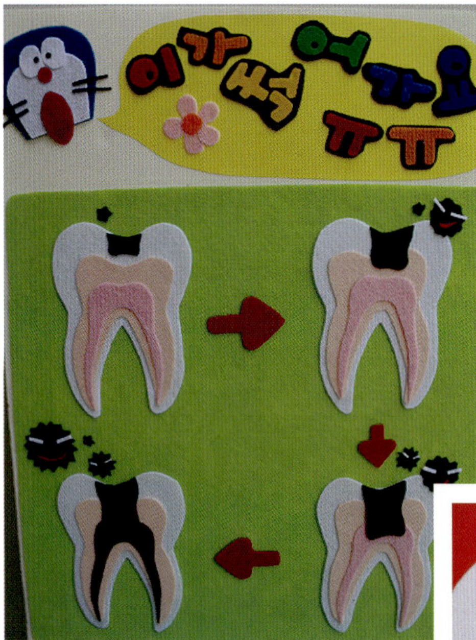
이가 썩어가요 ㅠㅠ

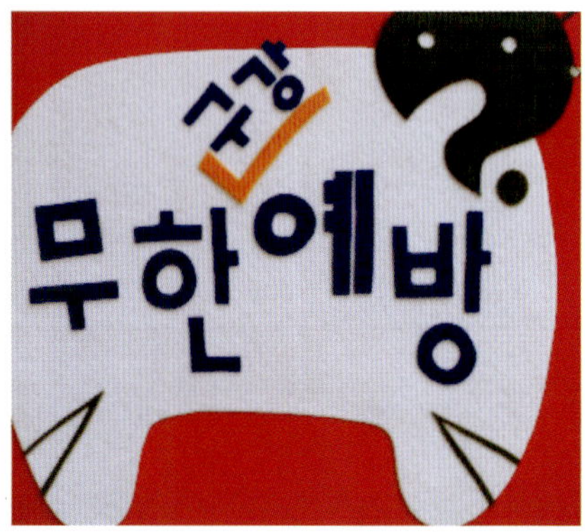
구강
무한예방

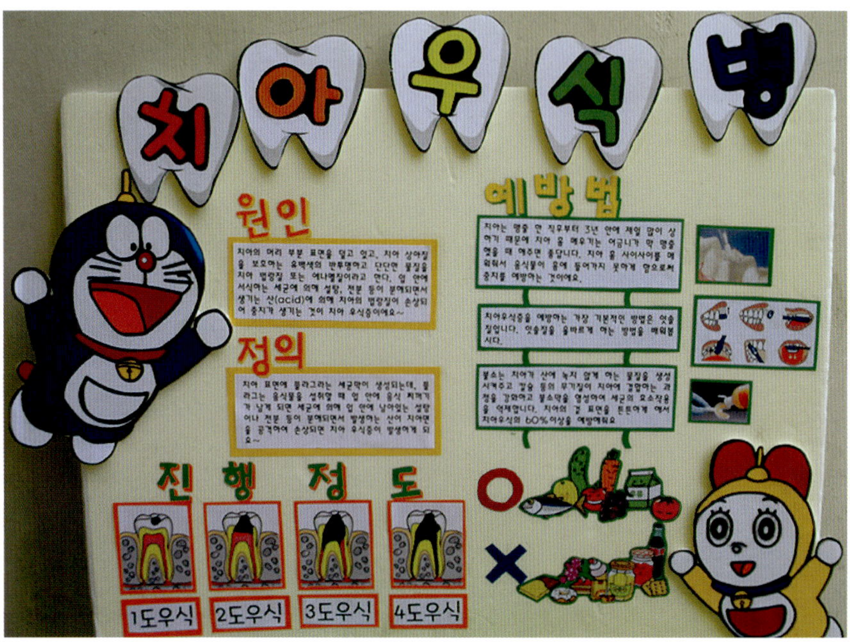
치아우식병
원인
정의
예방법
진행정도
1도우식
2도우식
3도우식
4도우식

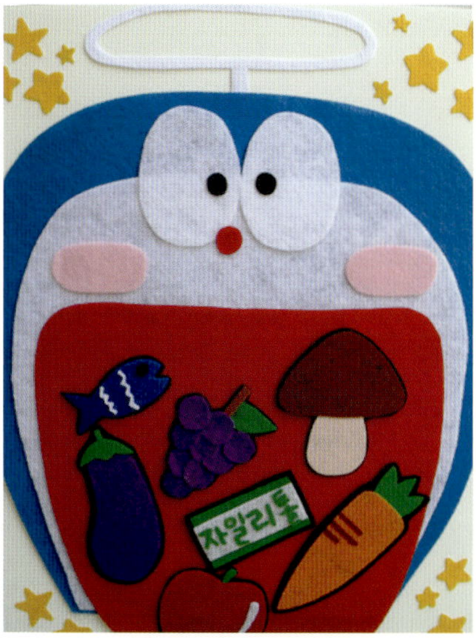
자일리톨

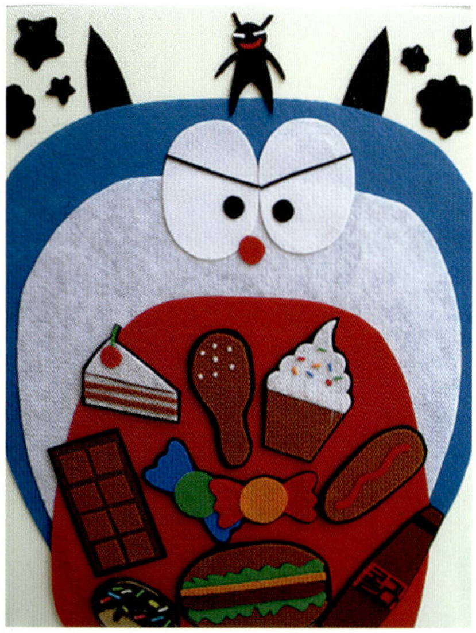

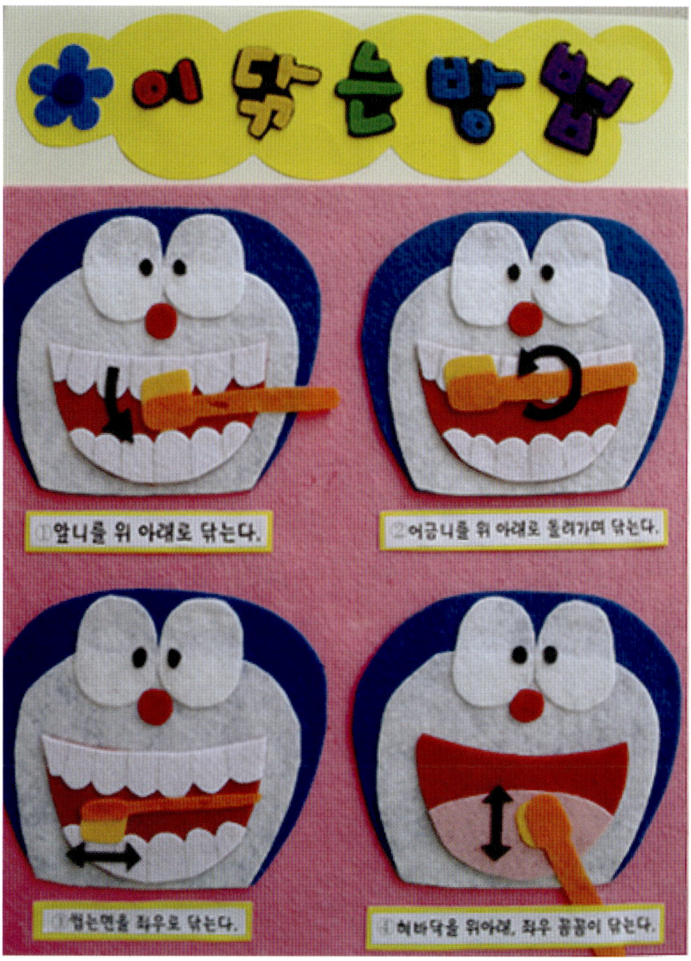
이 닦는 방법
①앞니를 위 아래로 닦는다.
②어금니를 위 아래로 돌려가며 닦는다.
③씹는면을 좌우로 닦는다.
④혀바닥을 위아래, 좌우 꼼꼼이 닦는다.

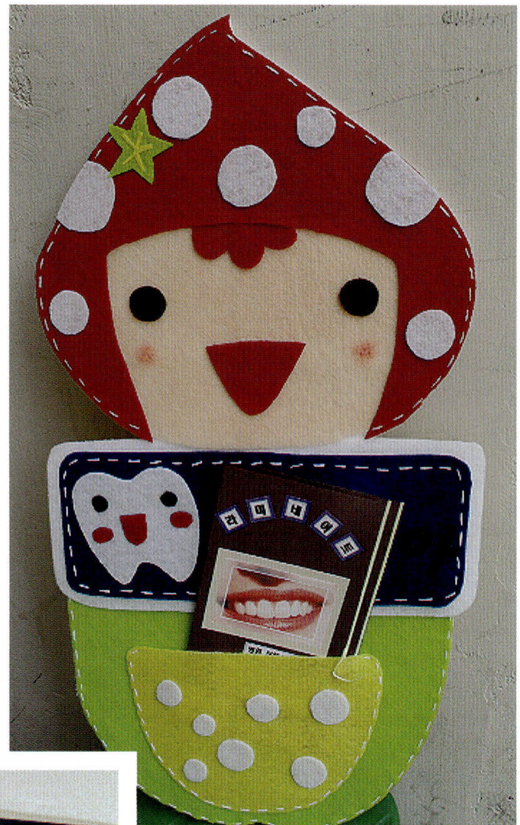

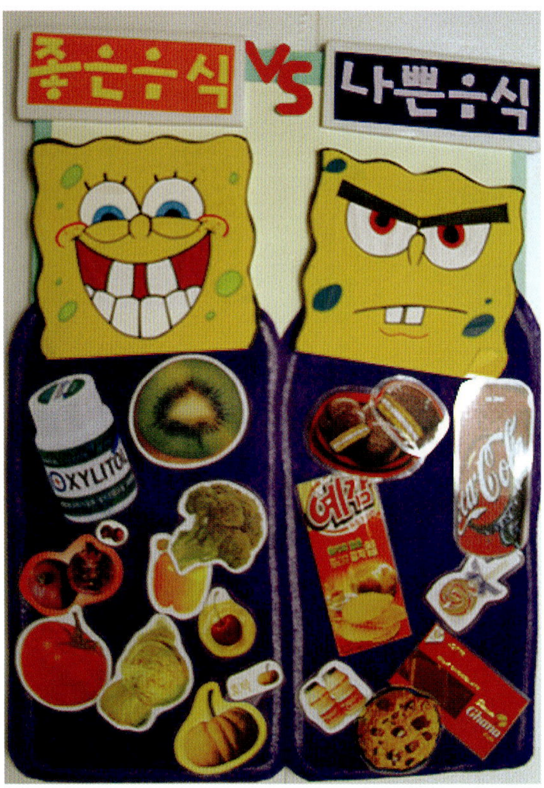
좋은음식
VS
나쁜음식
XYLITOL
예감
Coca-Cola
Ghana

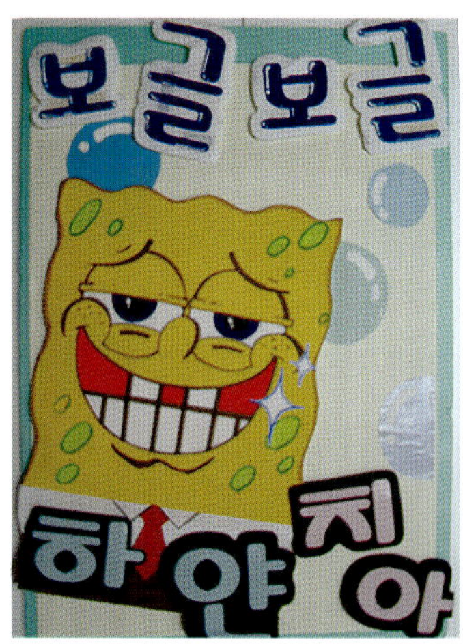
보글보글
하얀치아

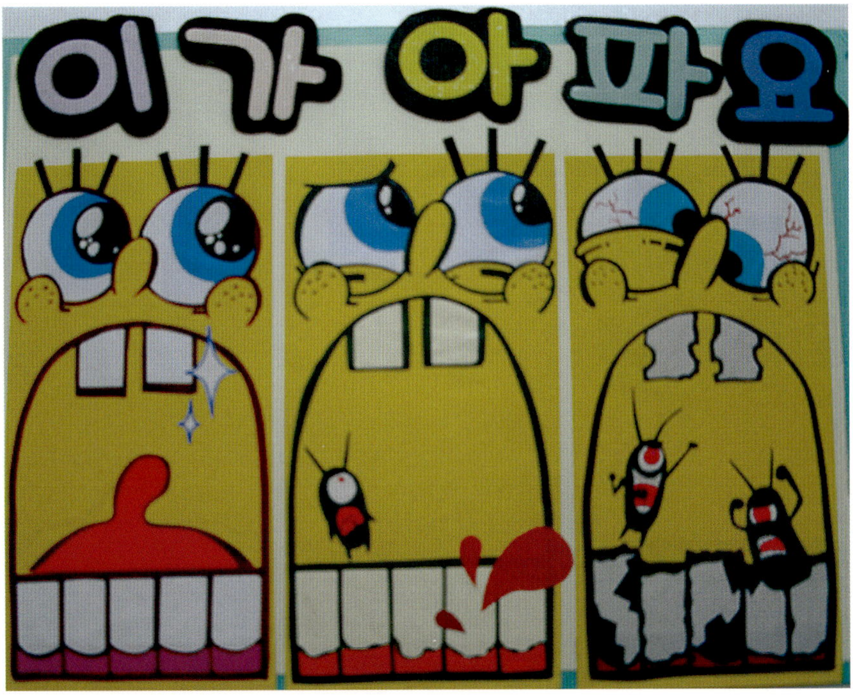
이가 아파요

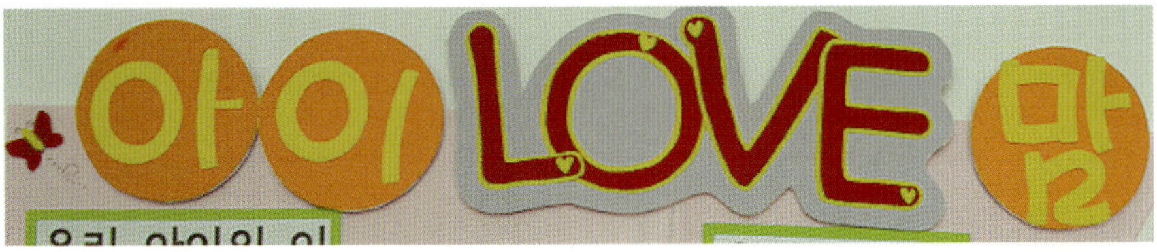
아이 LOVE 맘

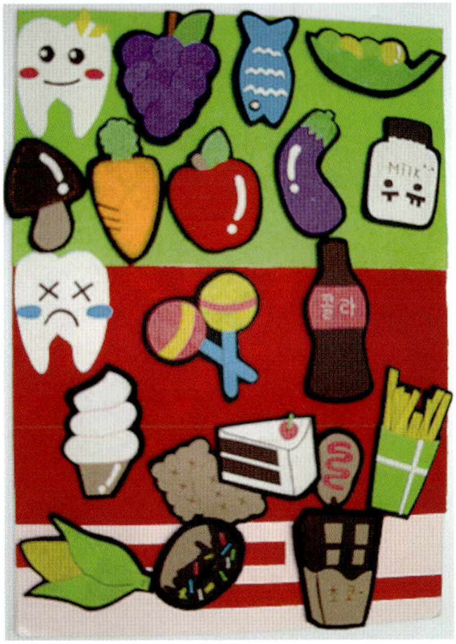
MILK
콜라

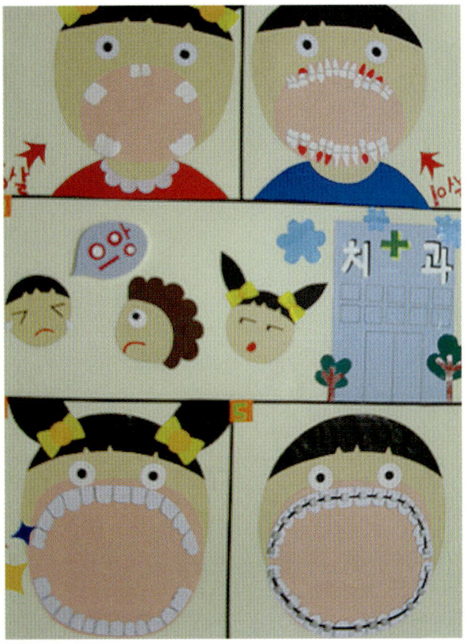
으앙
치과

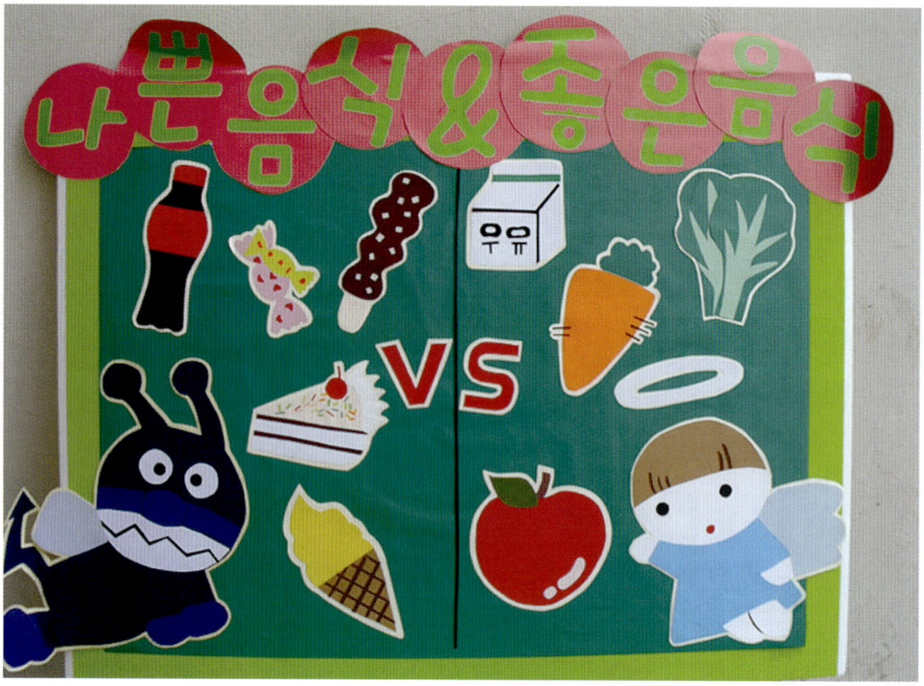
나쁜음식&좋은음식
우유
VS

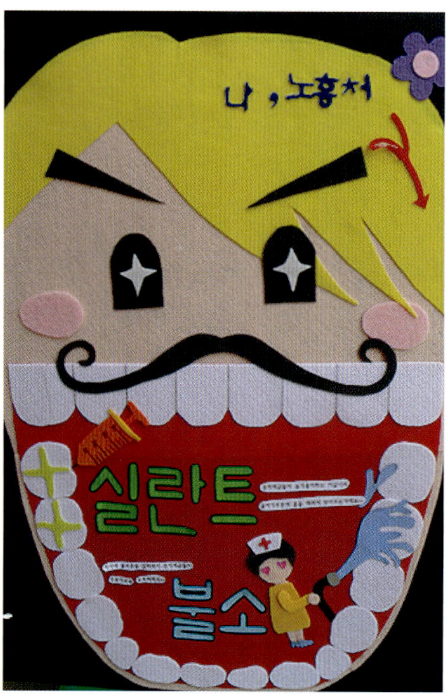
나, 노홍철
실란트
불소

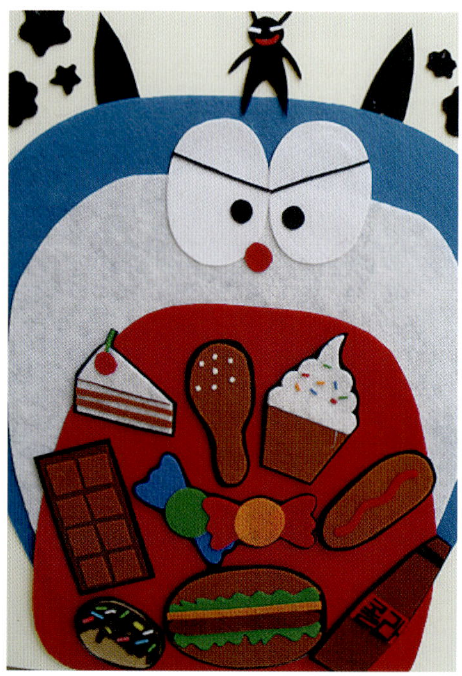

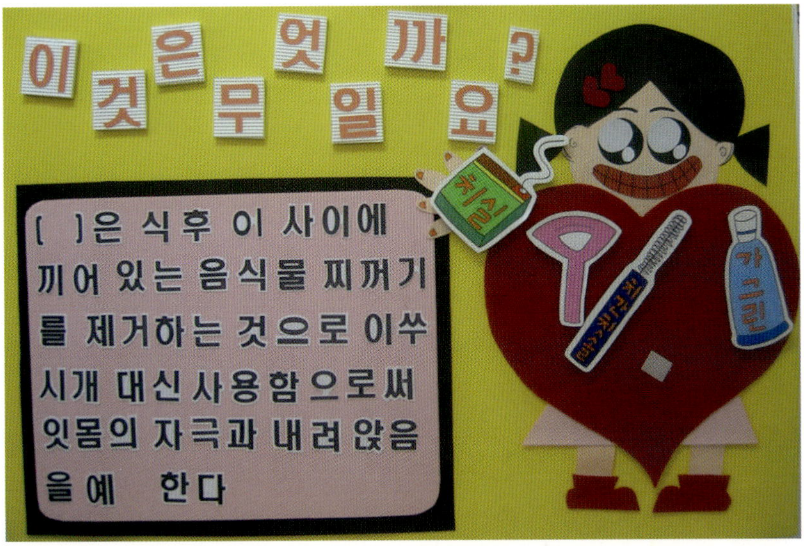
이것은 무엇일까요?
[ ]은 식후 이 사이에 끼어 있는 음식물 찌꺼기를 제거하는 것으로 이쑤시개 대신 사용함으로써 잇몸의 자극과 내려앉음을예 한다
치실
치간칫솔
가그린

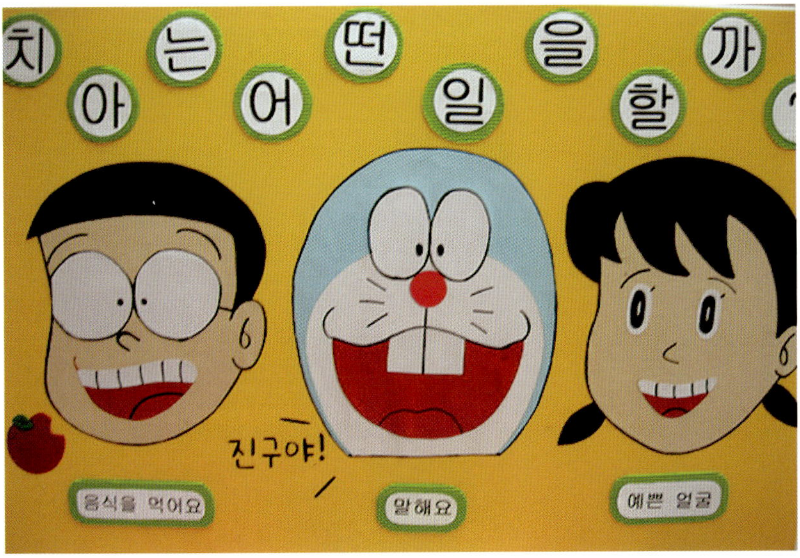
치아는 어떤 일을 할까?
진구야!
음식을 먹어요
말해요
예쁜 얼굴

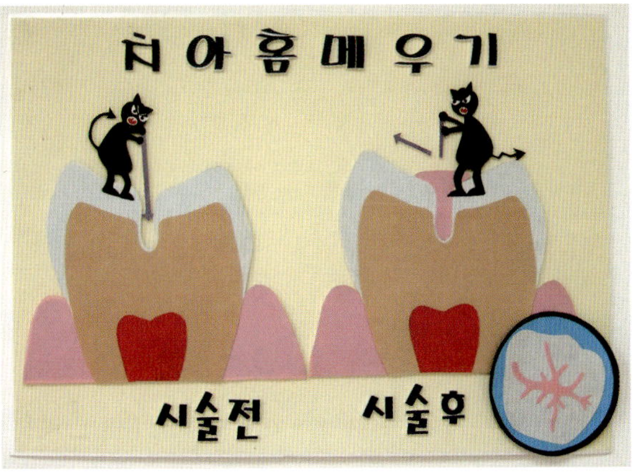
치아홈메우기
시술전
시술후

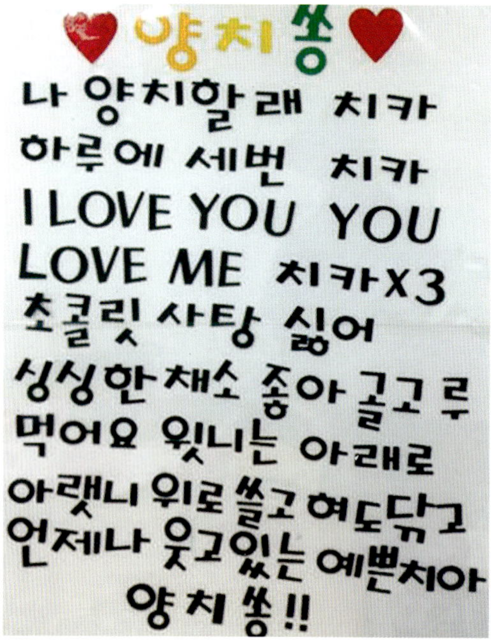
양치송
나 양치할래 치카
하루에 세번 치카
I LOVE YOU YOU
LOVE ME 치카X3
초콜릿 사탕 싫어
싱싱한 채소 좋아 골고루
먹어요 윗니는 아래로
아랫니 위로 쓸고 혀도닦고
언제나 웃고있는 예쁜치아
양치송!!

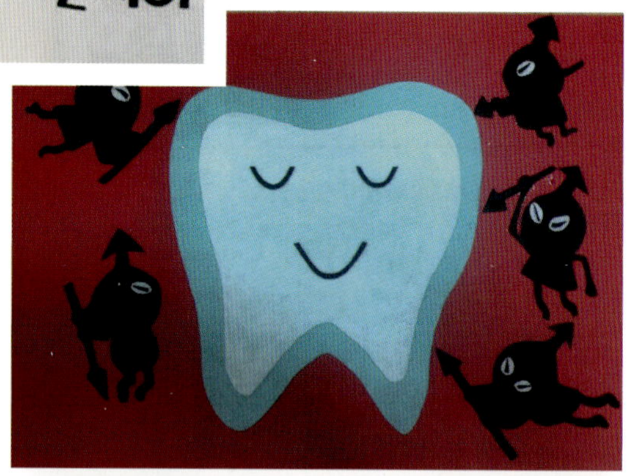

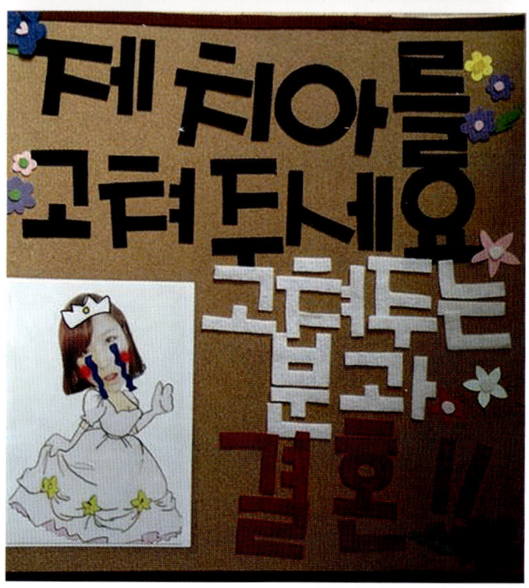
제 치아를
고쳐두세요
고쳐두는
분과
결혼!!

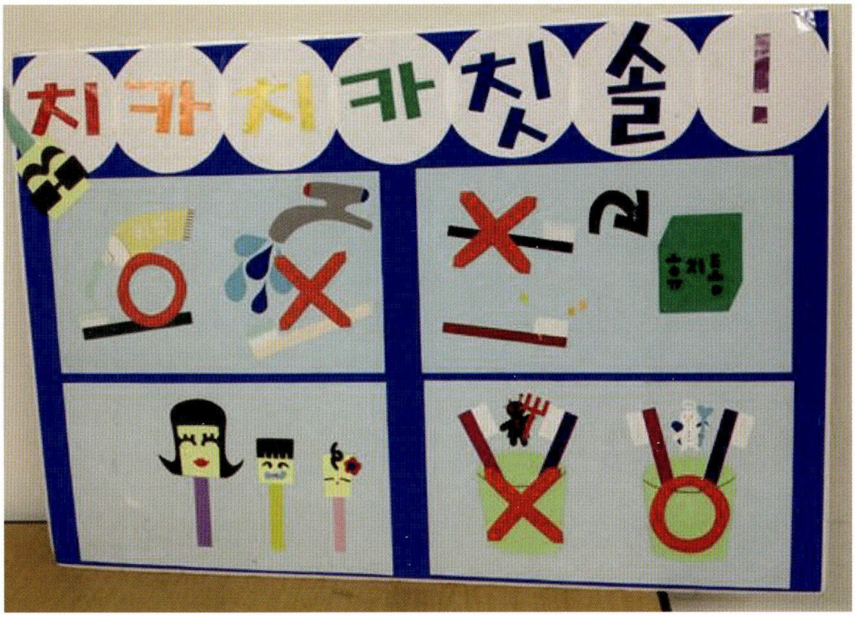
치카치카 칫솔!
휴지통

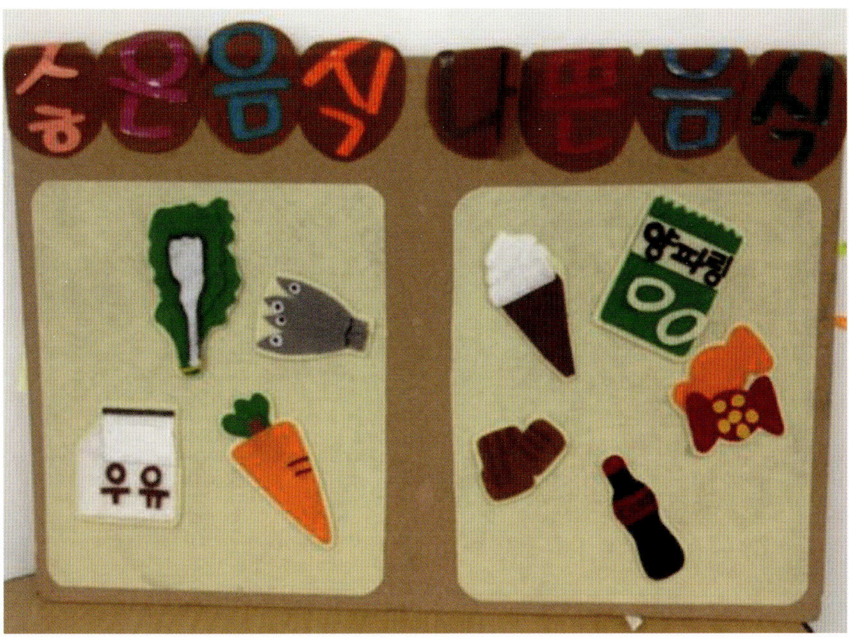
양파링
우유

구강보건매체 제작과정

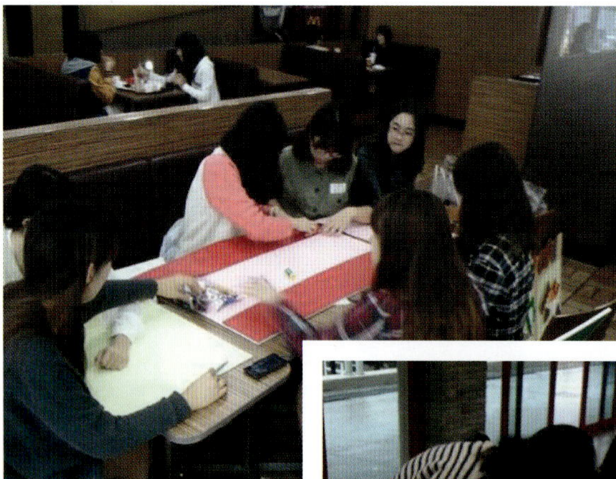

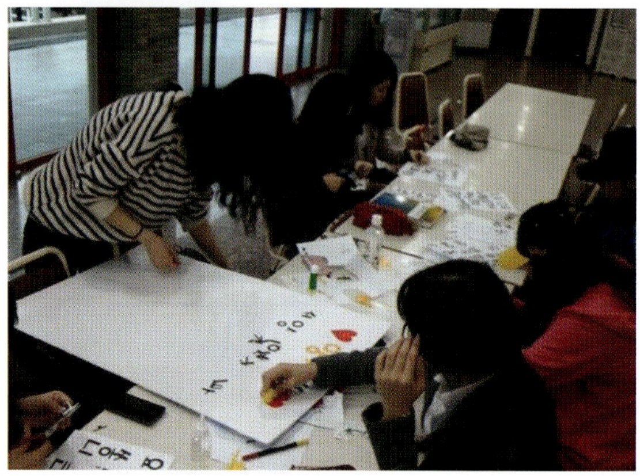

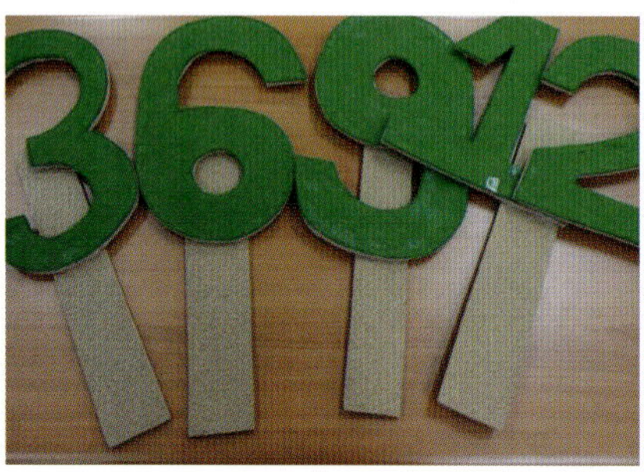

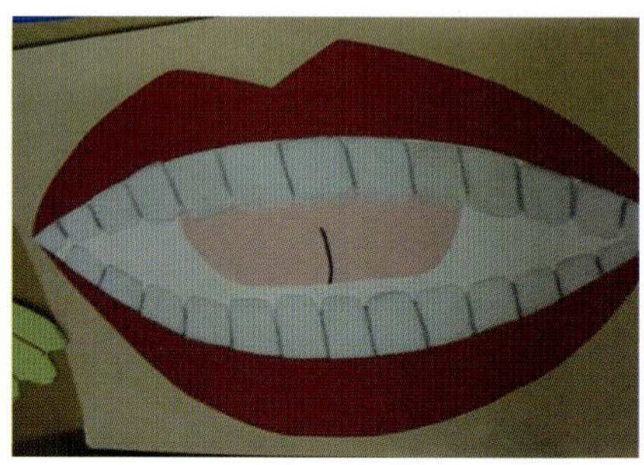

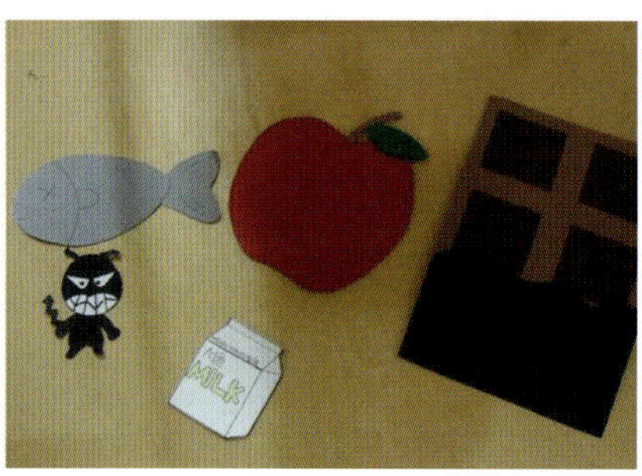

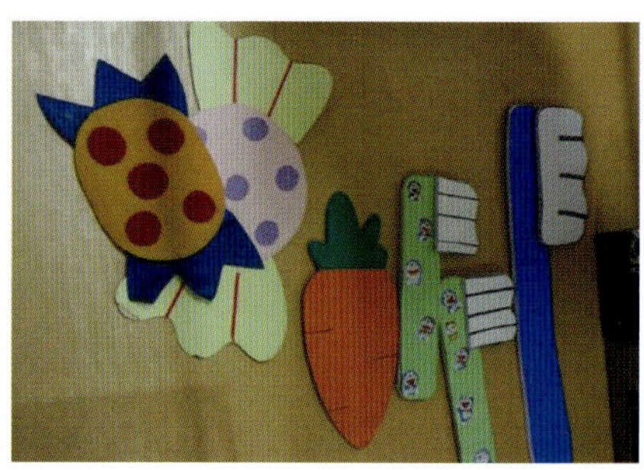

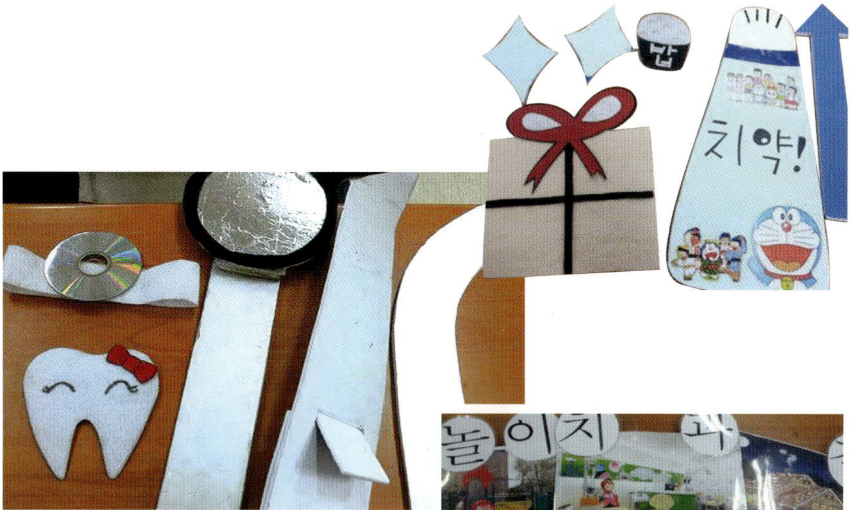
밥
치약!

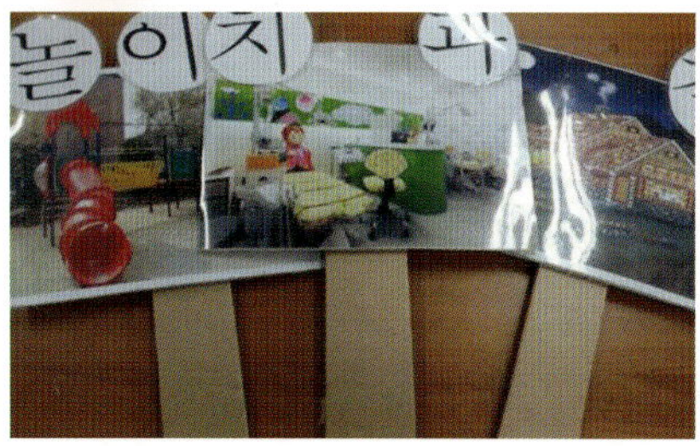
놀이치 과

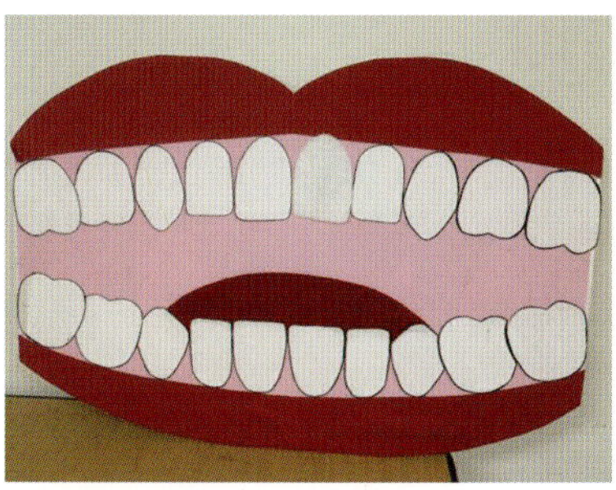

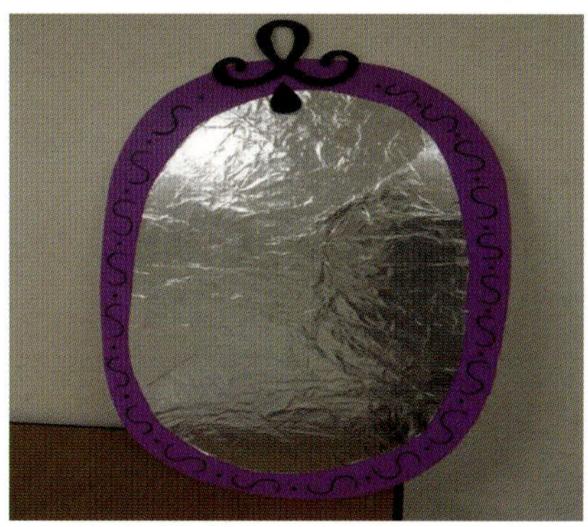

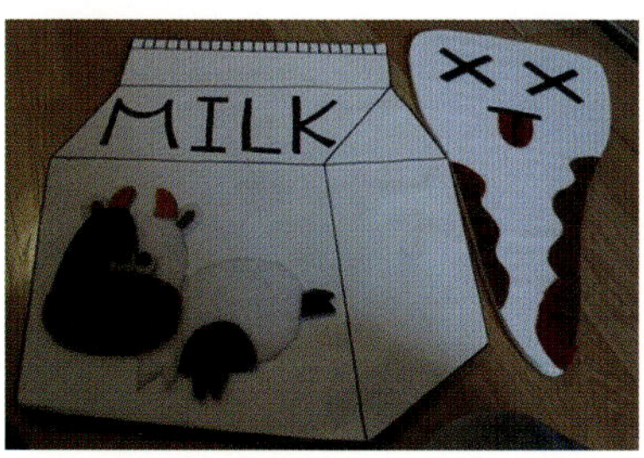
MILK

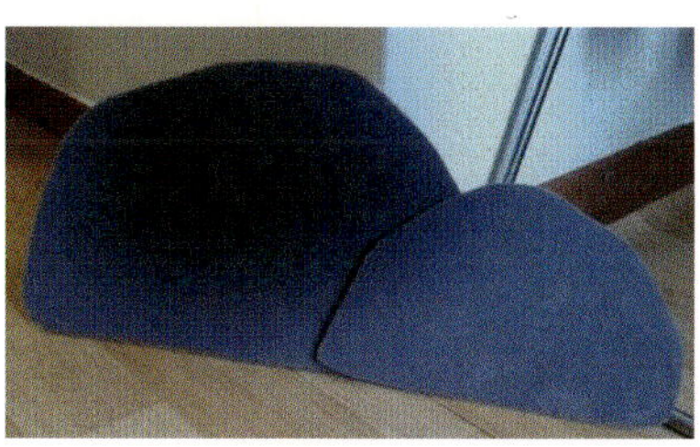

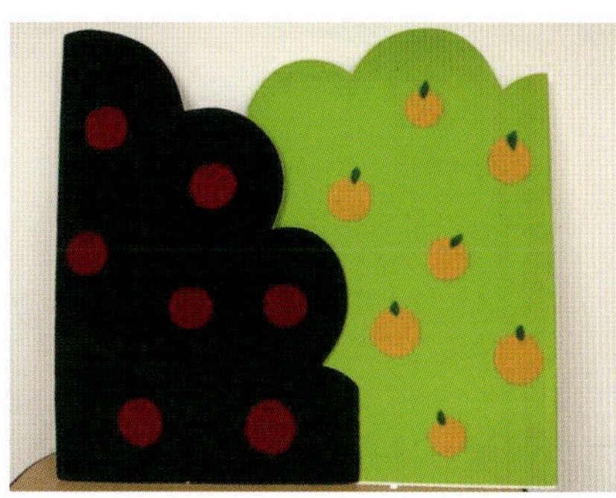

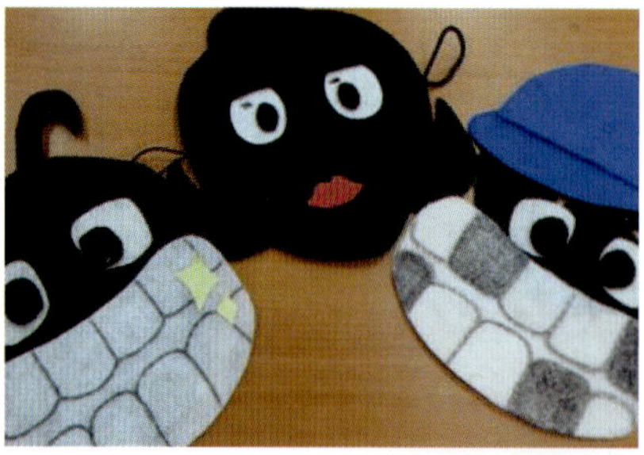

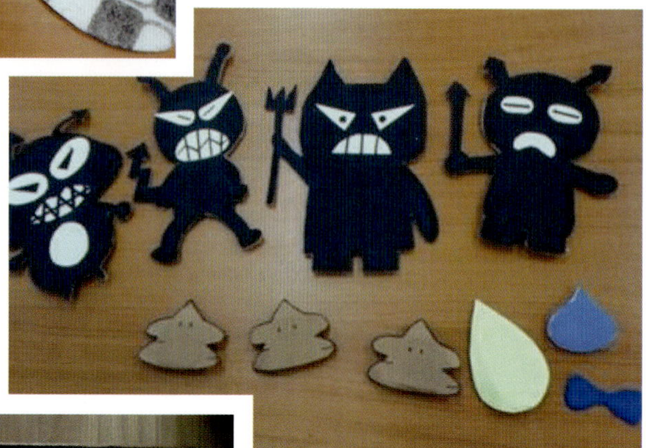

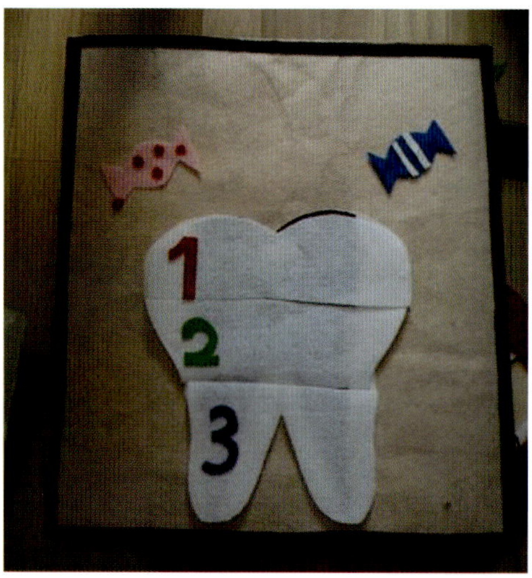
1
2
3

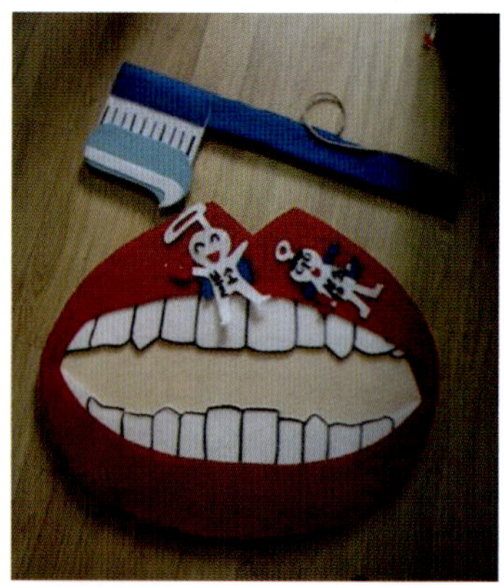

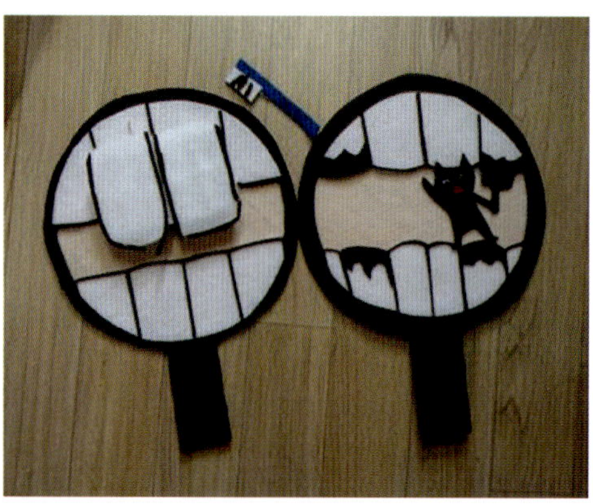

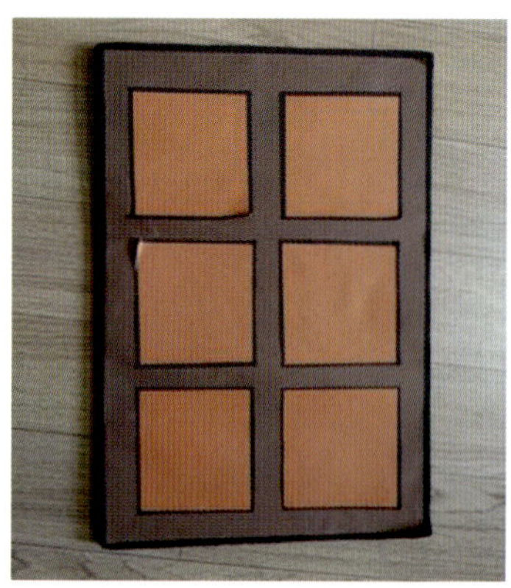

구강보건교육 현장실습

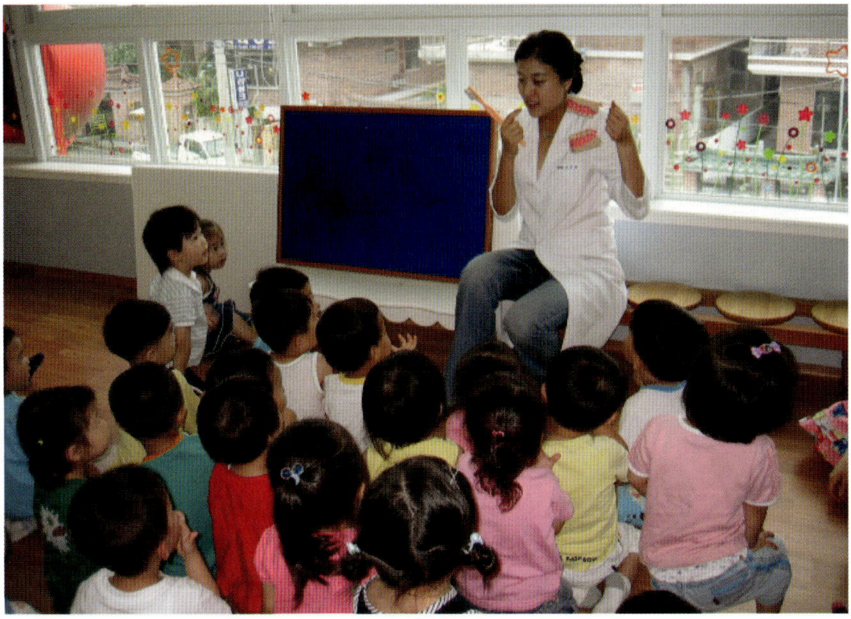

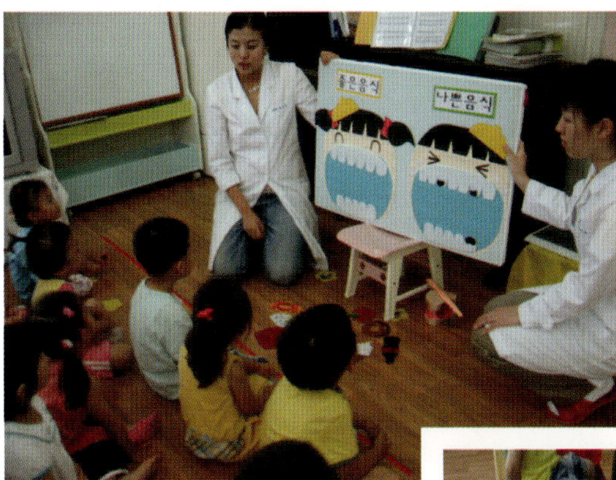

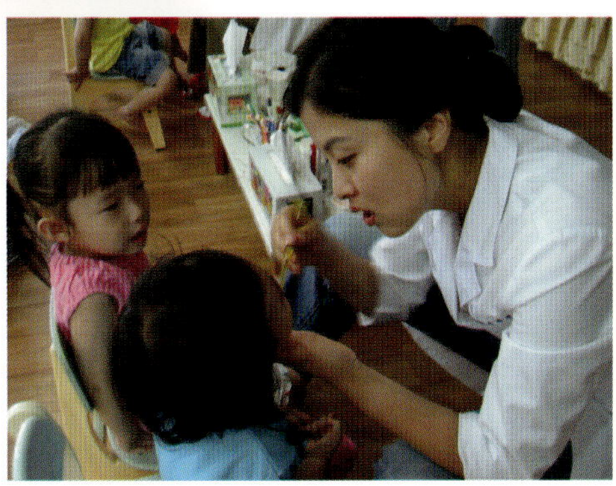

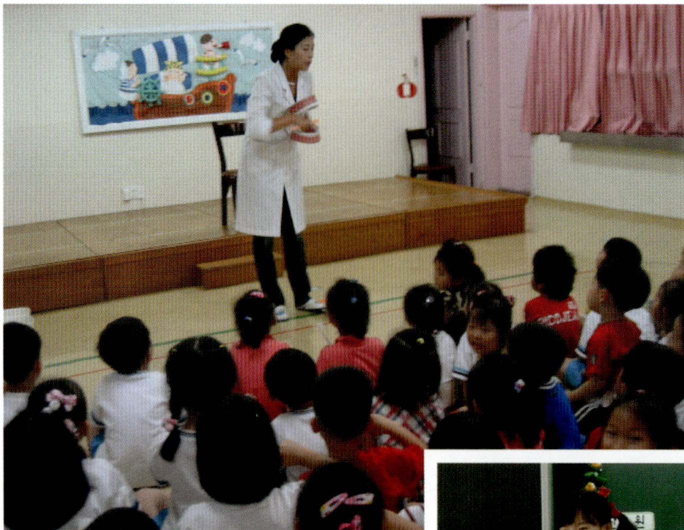

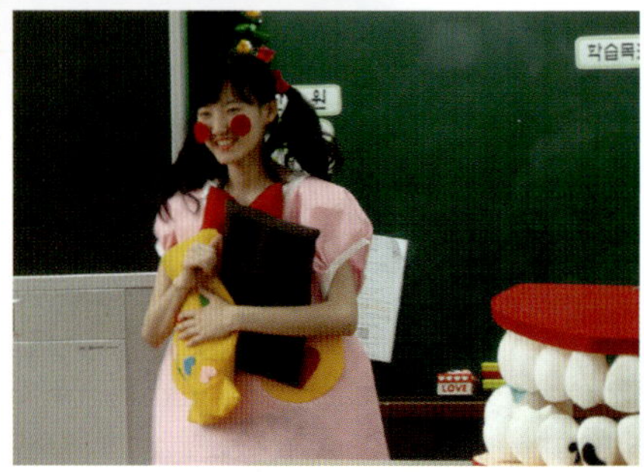

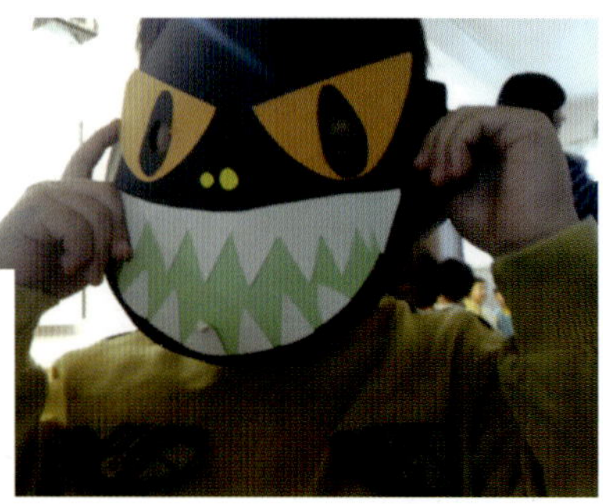

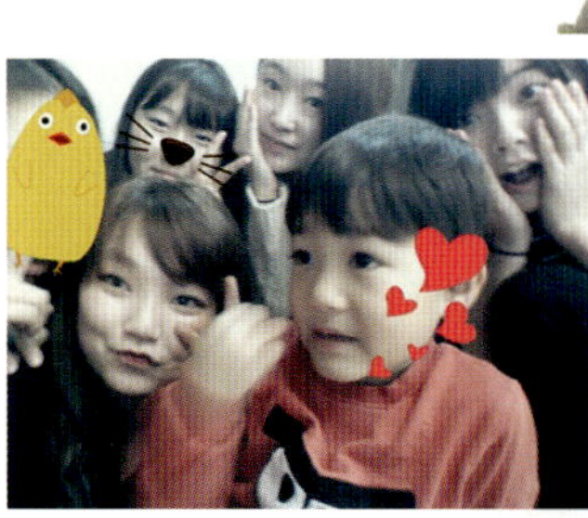

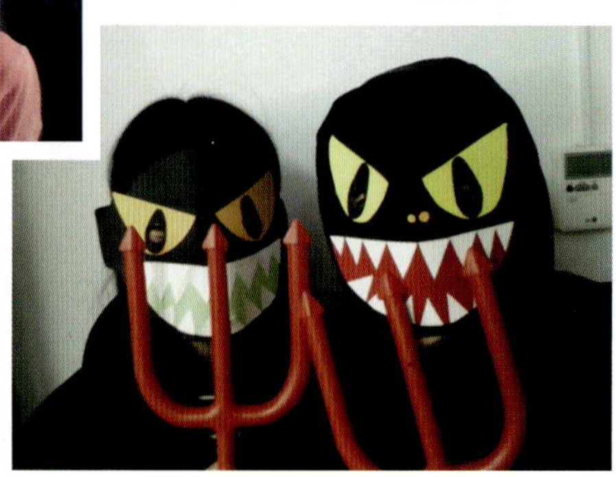

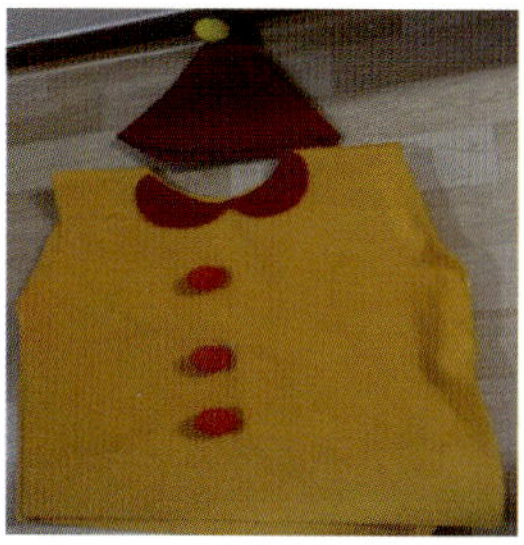

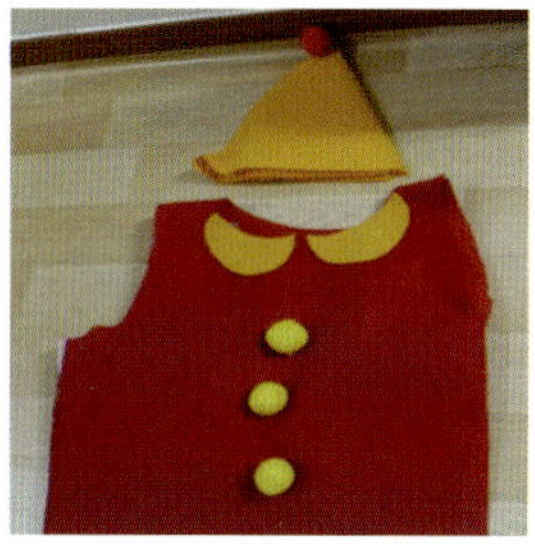

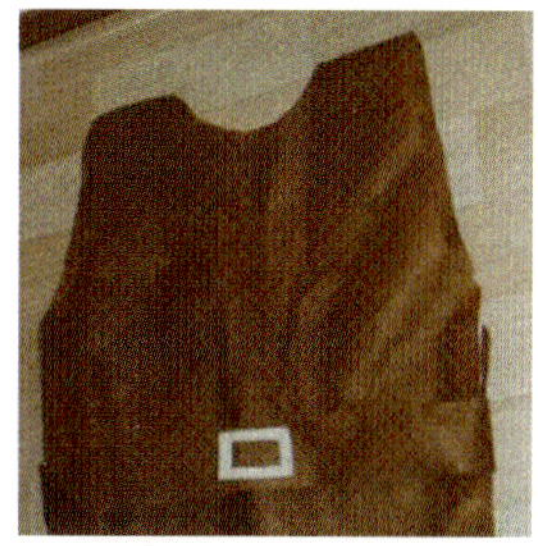

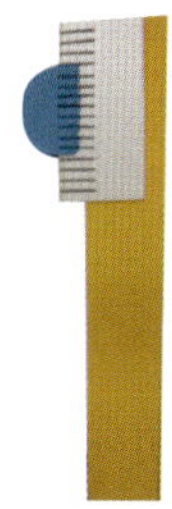

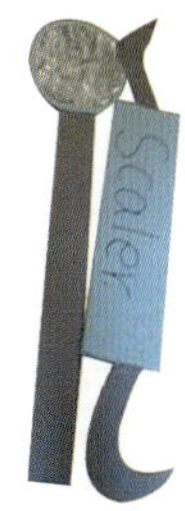
Scaler

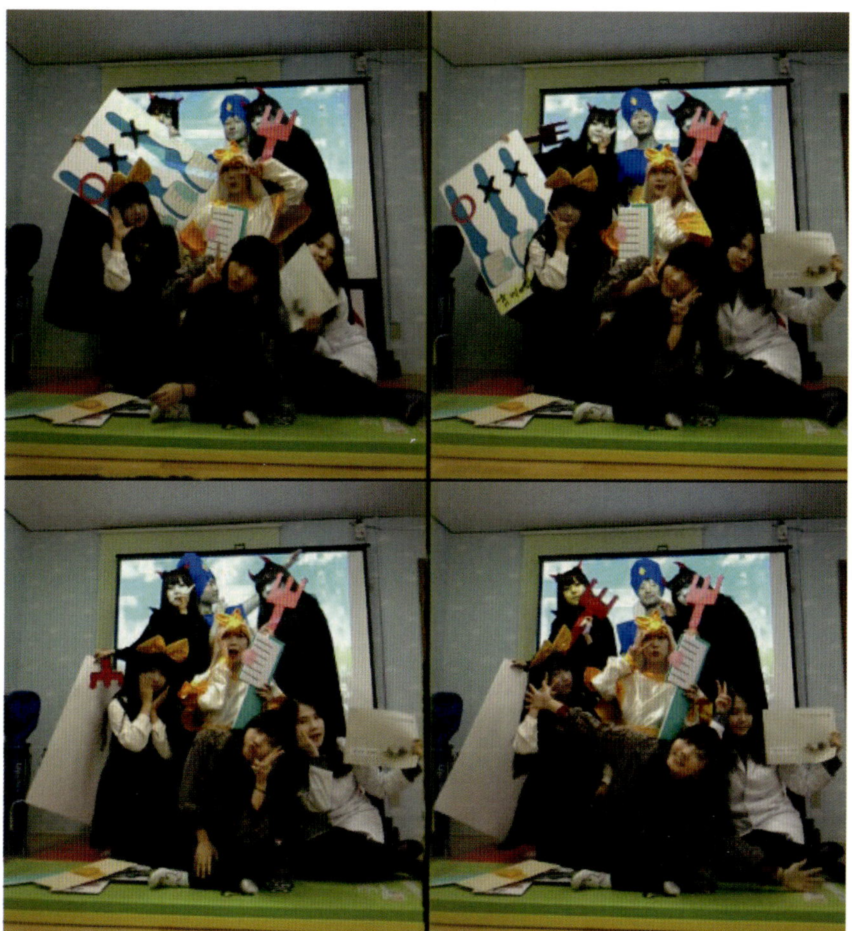

참고문헌

권현숙, 임태윤. 치과표현 디자인. 고문사. 2003

권현숙. 구강보건교육. 청구문화사. 1996

김학성. 기초디자인을 위한 색채. 조형사. 1988

봉상균. 기초디자인. 갑을. 1988

봉상균, 박선의. 레이아웃기법. 조형사. 1991

최영훈. 색채학 개론. 미진사. 1985

루돌프 아른하임, 김재은 역. 예술심리학. 이대출판사 출판부. 1989

박숙희, 정향진. 기초색채와 디자인. 태학원. 1992

이현우. 광고와 언어. 커뮤티케이션 북스. 1998

정경원. 미래의 경쟁 디자인에 달려있다. 디자인하우스. 1993

금창현. 편집레이아웃. 독자와함께. 1995

박대순. 현대디자인용어사전. 디자인캠퍼스. 1994